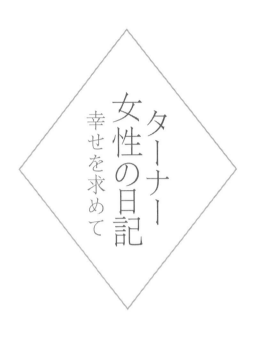

ターナー女性の日記

幸せを求めて

野木彩子
Nogi Ayako

風詠社

はじめに

私はもう還暦に近い年齢の、ターナー症候群という疾患を持つ女性です。ターナー症候群は性染色体の異常から引き起こされる先天性の疾患です。通常の女性はX染色体を2つ有し、46個（46XX）の染色体を有します。一方ターナー症候群はX染色体を1つしか有しません（45X）。この性染色体の異常は妊娠時に偶然に起こるもので、決して何らかの原因がある訳ではありません。

症状としては1番多いのは低身長と不妊です。その他に心臓の奇形や内分泌系のトラブル等の合併症を有することもあります。症状の出方は様々で非常に個人差が多く一様に言うことはできないようです。

低身長は社会的な不利益をもたらすことがありますし、不妊は女性にとって非常に辛いことです。そのために他人には言い難い生きづらさを感じているターナー女性は多いと思います。

ターナー女児の親御様は娘さんのことをとても心配なさっていることでしょう。若いターナー女性ご本人でしたら、結婚や妊娠について不安を感じておられるかもしれません。

そのような体質を持つ私は結婚をしたことがなく、この年齢になるまで所謂おひとり様で過ごしてきました。私の生活の主軸は仕事にあり、国家試験を受けて資格を取得し、専門職として働いています。現在の仕事はハードですがやりがいがあり、天職であると思っています。おかげで女性1人なら少々の余裕をもって生活し、老後に備える貯金をすることも可能な収入を得ています。

このように多くのターナー女性は自立して生活ができると私は考えており、ターナー女児を養育されている親御様は娘さんの将来を過剰に心配なさらないで信じてあげて欲しいと思います。

この本がターナー女性、ターナー女児を養育されている親御様、さらにはターナー症候群とは関連がない方々にも、何らかの指針となれば、これ以上の喜びはありません。

目次

ターナー女性の日記

幸せを求めて

1. 私の生い立ち

幼少期について

私の幼少期はとにかく身体が弱く、育て難い子供でした。食が細く食べないので体重が増えない、いつもぐずって寝ない、おまけに風邪をひいてばかりという感じでした。私の看病や夜泣きのために、母は多くの寝られない夜を過ごしたのではないでしょうか。

かかりつけの小児科の医院があり、風邪をひくたびにお世話になりましたが、常連となってしまい「またこの子が来た」という顔をされました。1回中耳炎となり、ともかく耳が痛くて不快だったことを覚えています。

私が子供だった頃は、2年間幼稚園に通ってから小学校に入学するというのが一般的でした。しかし私は身体が弱かったので5歳の1年間しか幼稚園に通わず、それも体調不良等で半分くらいしか通えませんでした。入学前に集団生活をして社会性を育む余裕はなかったのですね。

そんな私の入学についても両親は心配し、早生まれということもあって、小学校への入学を1年間遅らせることを考えました。専門医に相談したところ、知恵遅れとかは無いので、普通に入学しても大丈夫だろうという結論になりました。その相談に赴いた時に母は異様に緊張しており、何かとても大事な話をしていることは雰囲気で判りました。

幼少時にはこんなに病弱でも、私は成長するに従って丈夫になり、シニアに近い年齢まで大病に罹ることも入院することも無く生きてこられました。そのことが、幼少のターナー女児を育てておられるお母様の励みになりましたら幸いです。

ただこのような様子でしたので、この子はちゃんと育って大人になれるのかしら、と母はいつも心配だったと思います。母は80歳で他界しましたが、本当に苦労をかけました。

最後に母に対して呟かせてください。育て難い子供で苦労をかけてごめんなさい。そして、生きている間ずっと私のことを愛し、気にかけてくれてありがとう。

小学生時代

背が低い私の小学生時代は、結構つらい時期でした。でも幼稚園の頃のように休みがちということはなく、相変わらず風邪をひくことは多かったものの、普通に毎日通学することはできました。幸い小学校1、2年生の時の担任の先生がベテランで優しい肝っ玉母さんみたいな女性教師で、いろいろと私のことを気づかってくれました。

体育の授業が苦手で、体育は逆上がりできないし、プールは水が深すぎて足がつきません。25メートルを完泳できないので、途中で止まって呼吸をするために、手すりをつかめる一番端のコースになるようにどれだけ気を使ったことでしょうか。ハードル走もハードルを飛び越えることができませんでした。そこで妙に気が強いところもある私は、タイムを計るときにハードルを全部蹴とばして走り抜け、先生を唖然させたことを覚えています。

また人馴れしていなかった私はどうやってクラスメートと友達になればよいか、判りませんでした。そこで1、2年生の頃は自分の友達を作れずに、姉の友達とばかり遊んでいました。

いじめという程ではありませんが、「ちび」とか「ランドセルが歩いている」と揶揄されることも多かったです。単なる「からかい」でしたが、私には苦痛で泣いて家に帰ることも多かったです。今考えると、背が低いという身体的特徴があり、加えて社会性が無くてすぐに泣き出し、そのくせ妙に強情なところがあるという私は十分にいじめられっ子の素質を備えていますね。

当時の私は男の子全般を大変に苦手としていました。男の子は乱暴でものの言い方がきつく思われたのです。子供の偏見ですので、男性の方にはお許しくださいますようにお願い致します。

私が苦手だった男の子たちはいわゆるガキ大将タイプでしたが、今になって考えるとしっかりとした男の子たちであり、大人になったらリーダーシップを発揮して社会に貢献している方々だと思います。ただ私は穏やかで優しい、ちびまる子ちゃんの長山君のようなタイプの男の子だけ安心して接することができました。

そんな私は、中学校はどうしても女子校に行きたいと思うようになりました。体育・図工以外の座学の科目の成績が比較的良かったので親が中学受験を勧めてくれたこともあり、ある私立の女子校を目標にして受験勉強を開始しました。4年生と5年生の時には、土曜日に塾に通って学習進度を見るテストを受けました。

目標ができた為でしょうか、4年生頃から楽しい思い出も増えてきた気がします。塾では学校以外の人間関係を持つことができましたが、受験勉強という目標で集まっている児童たちであるので揶揄を受けることはなく、苦痛を感じることなく集団の中で過ごすことができました。

6年生の時には本格的に、週に3回のペースで塾に通いました。私の体力ではなかなかキツイ生活でしたが、その頃には執念みたいにその女子校に行きたいと思い込んでいましたので何とか乗り切りました。おかげさまで志望校に合格することができ、私の子供時代において最も嬉しい経験を得ることができました。

私の場合には中学受験が良い方向に向かうきっかけとなりましたが、決してターナー女児一般にお勧めする訳ではありません。私の家は勉強を重視する雰囲気が強かったということにすぎず、親御様のサポートは他の方向性で行われることが一般的であろうと思います。

大事なことはお子さんの適性にあった環境を与えてあげて、そこで自分らしさを発揮できる経験を積んで自信をつけさせることかもしれません。またお子さんが学校への適応に悩んでいるならば、学校以外の居場所を作ってあげることも良いかもしれません。

そのようなことは、ターナー女児の親御様は既に考えておられるでしょうが、参考になれば幸いです。

中学・高校時代

先に書きましたように、私は私立の女子校の入試を受け、その女子校に入学しました。その学校は中高一貫でしたので6年間そこで学びました。

中学に入学して一番驚いたのは、皆がとても大人びていることでした。私はかなり子供っぽいところもある平凡な小学生でしたが、急に「小さな大人」のような環境に入り、かなり戸惑いました。

公立の学校と違い地域の学区から生徒が集まる訳ではないので、当然に皆の自宅は離れており、休日でなければ同級生の家に遊びに行く訳にはいきません。そこで同級生の家を訪ねる場合には、多少ドレスアップして手土産を持参しなければ少々支障が生じます。そのような事は大人でしたら常識ですが、それまで近所の同級生の家に「今日遊べない？」と気軽に訪ねるような生活をしていた私は、カルチャーショックのようなものを受けました。

またこれは校風でしょうが、生徒それぞれが自分の強い個性を持っていました。多くの生徒が勉強の他に自分のやりたいこと、自分の世界を持っていて自己主張をしていました。そして良い意味でお互いの個性を尊重し合う雰囲気がありました。小学生時代のように揶揄を受けることもなく、そのように多様性を容認する雰囲気は、私にとってとても居心地が良いものでした。

あと女子校ということで、ジェンダーを意識することなく伸び伸びと過ごすことができました。異性の目を気にしないことで多少お行儀が悪くなるという弊害はありましたが、「女の子だから」ということで自己を制限することがなかったことで、自分の可能性を狭めずにすんだように思われます。

「ジェンダー」と「多様性」は、ターナー女性が幸せに生きるうえでキーワードになるのではないか、と個人的には考えています。「ジェンダー」の問題は不妊であることが多いターナー女性にとって避けて通ることができないものであり、自己の中の女性の部分や世間から期待される「女性らしさ」とどのように向き合うか、はターナー女性の最大の課題であると考えています。またターナー女性の存在はあまり世間に知られていません。その中で自分が考える「自分らしさ」が周囲に理解されないという経験を、私は何度かしており、私見ですが、同調圧力が高い日本では「多様性」は容認され難いのかな、と感じています。

ところで中学校に入学した頃は、私と周囲の同級生の身長差が最も大きな時期でした。そのために校医の先生の助言で私は大きな病院で精密検査を受け、中学1年の時にターナー症候群と診断されました。

そして身長を伸ばすために、骨や筋肉の成長を促す薬剤である蛋白質同化ステロイド剤の服用を13歳から20歳まで続けました。当時は成長ホルモンの生産技術が発達しておらず、下垂体からの成長ホルモンの分泌が少ないタイプの、下垂体性の低身長には成長ホルモンの投与が認められていましたが、ターナー症候群に対しては適用が認められていませんでした。

現在ターナー女児に成長ホルモンの投与が行われていることは大きな福音であると思います。しかし成長ホルモンは注射をする必要があるためメンタル面に負荷がかかり、親御様のサポートも必要となりますので、ターナー女児本人にとっても親御様にとっても負担となっている面もあるかと推察致します。

私の場合には、治療開始は遅かったのですが、骨が年齢平均よりも幼く、骨端線の閉鎖までかなりの時間がありました。結果的に私の身長は20歳になるまでコツコツと伸び続けました。自分を例とするのは恐縮ですが、低身長に悩んでいるティーンエイジャーのターナー女性と親御様によって少しでも安心材料になれば幸いです。

大学時代

高校生の時から一生できる仕事を持つことを一番に考えていたので、技術を身につけることを目的として、大学の進路先として理系の学部を選択しました。しかしそのために、数学の勉強では苦労をしました。高校3年の1年間は殆ど数学の勉強をしていた記憶があります。

幸いにも第一志望の大学に合格し、大学生活を始めました。

大学では、中学・高校時代と比べての環境の変化を感じました。理系の学部なので教室には男子学生が多かったのですが、女子校病にかかっていた私は、スムーズに男子学生とコミュニケーションをとることができませんでした。

これは学年が上がるにつれて改善はしました。しかしジェンダーと結びついた、異性とのかかわり方という問題は、ずっと私の課題となり続けることになります。

勉強はかなりハードでした。理系なので実験や実習が多く「大学生は遊べる」なんてどこの世界の話だろうと思いました。1年生の後期の試験が私にはあまりにもハードで、試験が終わったとたんに風邪をひいて熱を出してしまったことを覚えています。

一方で夏はテニス、冬はスキーという緩いサークルにも参加しました。テニスは全く上手にならず、完全にお荷物部員でしたが、そのサークルはそんな私も受け入れてくれました。スキー合宿で木に積もっている雪をわざと落とされ、雪まみれになった写真が残っており、それも楽しい思い出です。

また夏休みに同級生の女子4人で北海道に3週間旅行をしました。時間があったのでじっくりと北海道を一周することができました。ユースホステルに宿泊したのですが、漁師さんが経営するオホーツク海に面したユースホステルで聞いた、北方領土の問題のお話しも興味深いものでした。ターナー女性でも、このようなごく普通の青春を過ごすことができることが伝われば幸いです。

ところで私は大学生になってもタンパク質同化ステロイドの投与による治療を続けていました。そして20歳になって身長の伸びが止まったときに、その薬の服用を辞めて、女性ホルモンであるエストロゲン剤とプロゲステロン剤を投与するというカウフマン療法を始めました。女性ホルモンの投与を受けることにより、自分の女性としてのアイデンティティーを確立できたように感じて嬉しかったです。

なおタンパク質同化ステロイドは男性化傾向の作用があるホルモン剤ですので、私も体毛が少々ですが濃くなりました。18歳くらいになると女性ホルモン投与による治療ができないのを苦痛に感じ、主治医の先生に相談をしたこともありました。しかし女性ホルモンを投与すると骨端線の閉鎖が早くなるので、もう少し待ちましょうという説明を受けて我慢しました。結果的に20歳で身長が145㎝になりましたので、主治医の先生のアドバイスに従って良かったと思っています。私が治療を受けたのは昭和の終わりであり、その時代としてはベストのものであったと考えています。

技術の進歩により成長ホルモンが量産できるようになったのは比較的最近ですが、

下垂体性の低身長やターナー症候群を含めて、多くの疾患に伴う低身長の治療に成長ホルモンを使用できるようになったのは素晴らしいことです。下垂体性の低身長の治療において成長ホルモン投与の保険適用が認められた時には、患者の会から厚生省への強い働きかけがあったという話も聞いたことがあります。治療の進歩というものも、いろいろな方の努力の積み重ねの上にあるのですね。

現在ではかなり低年齢から、成長ホルモンによってターナー女児の低身長を治療することが可能となりましたし、適切な年齢になったら成長ホルモンの投与をしながら女性ホルモンの投与を受けることもあると聞いています。現在では私の時代よりも、ずっと繊細な、進歩した治療を受けることができます。ターナー女児本人も親御様も大変かと思いますが、成長ホルモンの注射は数年で卒業できますので、是非頑張ってください。

2. ターナー女性に送るメッセージ

病気の告知と家族内での対応

ターナー女児を養育されている親御様にとって、病名を何時、どのような状況下でお子様に告知するか、その後にどのようにフォローするか、はとても大きな問題であると推察します。

私の場合には中学1年で診断を受けたときには、親からも主治医からも私に対しては特に話はありませんでした。告知には未だ早いと判断されたものと思います。しかし自分が低身長で病院に通っていることは判っていましたので、今のようにネット検索はできませんでしたが、こっそりと「家庭の医学」や本屋の医学コーナーの本をあさり、下垂体性の成長ホルモン不足かターナー症候群かなあ、と考えておりました。そして高校に入って暫くの頃、医師の診察時にカルテに「ターナー症候群」と書いてあるのを見てしまいました。予想はしていたのでその時に大きなショックを受けたということはありませんでしたが、やはりそうかと落ち込みました。その後に親に話して確認したら実はそうです、という話でした。きっと親は時期を見計らっていたのでしょうが、私がフライングしたのですね。

告知の年齢は中学生の高学年くらいが多いのでしょうか。女性ホルモンの投与の開始時期と併せて考慮されると思います。子供でも案外に自分の体は理解しているものなので、病気の意味を理解できると親御さんが判断されたら、告知は早めでも良いかもしれません。

告知は比較的日常的なリラックスした雰囲気で行う方が良いかもしれませんね。「大切な話がある」といって前置きをして、緊張した雰囲気下で話すのは娘さんの心の重荷になるかもしれません。病院から帰宅した際にお菓子でも食べながら、「今日病院に行った理由はね」という感じでさりげなく伝えるやり方もあるでしょう。もちろん、親御様はそのようなことは十分に考えておられると推察致します。

私の家はその点であまりオープンな雰囲気ではなかったので、私がターナー症候群であることは家族の中でも隠しているような雰囲気でした。そして日常生活の会話の中で私の病気に触れられることはありませんでした。

私としては告知をした後に娘さんがターナー症候群であることを、家族の中では秘密にしない方が良いと考えています。他の病気と同じように、家族の日常ではタブーにしないで頂きたいのです。娘さんに兄弟・姉妹がいたら、どこかの時点でその兄弟・姉妹にも話しておくのが良いと思います。

家族の中に秘密があると家庭全体が何となく重苦しい雰囲気となってしまいます。また自分の病気を家族の中ですらタブーにしてしまうと、ターナー症候群の娘さんは自分の病気をそれ程に隠さなければならない恥ずかしいものと感じてしまいます。そしてそれは、ターナー症候群の娘さんが自分の病気を受け入れることの妨げとなります。

ターナー症候群である娘さんが自分の病気を受け入れることは最も大事なことです。

特に妊娠等の点で一般の女性が普通に持っている可能性が狭まってしまうということは、受け入れ難いことです。しかしその事実を受け入れなければ悩み続けなければなりません。結局は、自分の持っている体質を前提として自分の人生を設計していかなければならないのです。このような書き方は残酷であるとご不快に感じるかもしれませんが、そのような切り替えを行わなければターナー女性の人生は始まらないのではないかと私は考えています。

誰でも成人後には、自分の生計をどうやって立てるか、人生のパートナーをどうするか、子供を持つかなどを選択して自分の人生を歩んでいきます。ターナー女性の場合も全く同じですが、ターナー体質の関係で一般女性よりも選択肢が狭いために、より自覚的に自分の人生を選択する必要があります。

その点では現在は女性が仕事を持つことは当然となり、結婚・妊娠に関しても多様化して様々なライフスタイルが認められるようになりました。ただし、選択肢が増えたゆえに、女性同士で、自分と異なった選択を行った女性への攻撃を行うことが増えているのは悲しいことです。

このような意味ではターナー女性をめぐる環境は改善されている点もあると考えますが、それでも一般女性と比べて、ターナー女性には医学的にも社会的にも多くのハードルが存在します。そして医学的なハードルは医療の助けを借りて軽減できるでしょうが、「生き方」そのものに関連する問題については、大人になったターナー女性は自分自身で解決する他にはありません。

しかしながら、一般女性にはない問題に直面してそれに対する答えを見つけるという経験は、そのような問題を考えたことがない一般女性にはない視点と考え方をターナー女性に与えると思います。そしてそのような視点と考え方を備えたターナー女性は、他人への思いやりが深く、優しさと強さを備えた素敵な女性になるのではないでしょうか。ターナー女性は十分に自立して生活することが可能ですが、単にそれだけではなく、先に述べたような人間としての成長の可能性があることを、若いターナー女性にもターナー女児を養育されている親御様にも信じていただけたら、私にとって望外の喜びです。

ターナー症候群はなぜ起こるのか

ターナー症候群は、通常の女性ではX染色体が2つあるべきである（XX）ところ、1つしかない（XO）ことによる疾患です。受精時に父親と母親から1つずつ性染色体を受け継ぎますが、母親からは必ずX染色体を受け継ぎます。そして父親からY染色体を受け継げば男児（XY）となりますし、X染色体を受け継げば女児（XX）となります。

なお女性では卵子、男性では精子が作製される際に、減数分裂という現象が起こります。通常の細胞は23個の染色体をペア（2n=46）で有しますが、減数分裂によりそれらの染色体のペアが分離（n=23）します。生殖細胞が46個（2n=46）の染色体を持っていると、受精が起こると理論上はその倍の染色体を有する細胞が生じてしまい不都合が起こるので、予め染色体のペアを分離して全ての染色体の数を半分にしておく必要がある訳です。そしてn=23の卵子と精子が受精して、母親と父親の遺伝子を受け継いだ新たな染色体のペア（2n=46）を有する子供が生まれます。

ターナー症候群やダウン症候群のような染色体の数の異常による疾患は、この減数分裂が起こる際に、染色体ペアの分離が上手く行かなかったことによると考えられています。すなわち減数分裂の際に母親の卵子の2つのX染色体が正常に分離しないと、X染色体を2つ有する卵子と性染色体を持たない卵子が形成されます。そのようなX染色体を持たない卵子と父親に由来する通常のX染色体を有する精子が受精するとターナー症候群となります。父親の方で分離不全の精子が形成された場合も同様です。

なお生殖細胞でなくても、私達の身体の種々の組織において細胞が分裂して増殖する際にも、染色体の分離の異常や遺伝子のコピーミスは起こります。癌細胞の発生の機構には、そのようなコピーミスによる異常な細胞の生成が関与していると言われています。実際に私達の体内では癌細胞になり得る変異を有する異常な細胞が毎日生じていますが、種々の機構によりそのような異常な細胞は排除されています。老化によりその排除機構が弱まったり、異常な細胞の発生の確率が増加すると、癌になる危険性が増加します。

ではなぜ細胞の分裂や増殖が起きる際に、そのような異常が起こるのでしょうか。現在の生物学において、生物の細胞はある程度の確率でそのような異常が発生するようにプログラミングされているという説があります。そしてそれは生物の進化と関連しているとも言われています。細胞が複製する際の遺伝子のコピーが完全に正確である限りにおいては、個体の多様性は限られます。しかし遺伝子の複製が「適切な曖昧さ」を持つことにより、個体の多様性が増して進化が促進されるという考え方があります。生物にとって子孫の個体の多様性が高いほど、大きな環境の変化が起っても、一定数の個体が生き残る可能性が高くなるために、生物は多様性を指向します。

もちろん多様性と言っても通常の枠をはずれた個体は環境に適応できない場合の方が多く、病気と言われる状態であることが殆どです。その意味で個々の生物個体にとって「適切な曖昧さ」などというものは災難でしかありません。自然は個々の生物にとって過酷であり、1つの個体でしかない人間はその前に翻弄されるばかりです。

このような生物学的な知識は、ターナー女性の生き難さを軽くするものではありません。しかし知識により人間が救われる部分があると私は考えています。例えばターナー症候群も多様性を指向する自然現象の1つに過ぎないのだ、と考えると気が軽くなるような気がしませんか?「私」というミクロな視点から少し離れてみることにより、新たに見えてくる景色もあるような気がします。

また一時ブームになったドーキンス博士の「利己的な遺伝子」という理論をご存じでしょうか。これは、私達生き物は、遺伝子を次代に繋ぐ乗り物に過ぎないという理論です。身も蓋も無いような理論ですが、私のように過度に人生に意味を求めたり、人生の不幸の原因を追究する傾向が強すぎる人間にとっては、適度に力を抜くことに役立ちました。このように考えて力を抜いてみることは、ターナー女性に限らず、誰にとっても生き辛さを軽減するのに役立つかもしれません。

自然と医療とターナー症候群

私達はよく「人間的」という言葉を使いますが、その言葉にはいろいろな意味があります ね。人の完全でない部分を許容する意味で使用されることもありますし、倫理との兼ね合いで使用されることもあります。また動物はしないが、人間のみが行う行為を示す意味で使用されることもあります。

動物は自然に抗うことはできませんが、人間はある程度自然をコントロールすることができます。自然は偉大ですが個々の生物に対しては過酷です。そのような剥き出しの自然の過酷さにただ耐えるのではなく、人間のみがそれを克服しようと努力をします。コロナ禍の悲劇や自然災害の多さを考えると、自然の厳しさと共に人間がそれに立ち向かうことが如何に困難であるかを思い知らされます。

ところで人間は自分や周囲の人が病気をすると、医療を施して治療に努めます。自然のままでいればある程度以上に重篤な病気にかかった生物は死んでしまうものですが、医療は何とか病人を助けようと全力をつくします。

また障害を持って生まれてきた生物は自然のままでは多くの場合には死んでしまいますが、人間は障害のある方に医療を施すと共に自己実現して生きることができるようにサポートをします。これらの行為はとても人間的であるように思います。

医療というものは根本的には自然に逆らう行為でありますが、それだからこそ、とても人間的なものであると思います。かなり大上段に構えた書き方ですが、医療は本質にそのような意義があり、社会においても最も優先されるべきです。

ターナー症候群に関してもその治療方法は大きく進歩をしました。特に成長ホルモンを使用できるようになったことは大きな成果であり、遺伝子工学の技術の進歩がなければ、今のように多くのターナー女児がその恩恵を受けることはできませんでした。私の場合には成長ホルモンの恩恵を受けることはできませんでしたが、その時代におけるベストな治療を受けることができ、１４５㎝まで身長が伸びました。できれば１５０㎝は欲しかったですが、低身長による社会的な不利益を受けたことはなく、感謝しています。

不妊の克服は最も難しい問題でしょうが、それ故に医療技術の進歩が最も望まれます。そのような事は私などが書かなくても、ターナー女児の親御様や若いターナー女性が切望しているところでしょう。

ターナー女性の方ではありませんが、私の知人が不妊治療をしていたところ、他人に、「そこまでして子供が欲しいの？　とても不自然な感じがする」と言われたそうです。あまりにも心無い言葉であり、その話を聞いた私まで憤慨してしまいました。先に書いたように医療そのものが、人間が自然に抵抗する手段なのですから、その一環である不妊治療も否定される理由は無いと私は考えます。

しかし医療の進歩により、私達が難しい判断を迫られる局面も増えてきました。出生前診断の問題もその1つでしょう。私はターナー本人であるという立場上、胎児がターナーであるから妊娠を諦めるという選択について、正直なところ複雑な思いを感じます。ターナーはモノソミー（2つあるべき染色体が1つしかないこと）であるので無事に産まれてくる可能性自体低いですし、それを乗り越えて産まれてくるならば生かしてあげて欲しいと思います。

ただ現実を考えると、妊娠が判明した女性が出生前診断を受ける気持ちは良く理解できます。そして妊娠した女性の考え方も状況も様々であることを考えると、悩んだ結果として妊娠を諦めるという判断をしても非難することはできないとも思います。このような問題には正解がないと本当に痛感します。

身長145㎝の世界

身長が高くない皆様、それを不便だと思うことはありませんか。

私の身長は１４５㎝です。社会的に差別されるという程のことはないけれど、些細なことで不便を感じることもあり、思ったことを書きつらねてみました。

そもそも、身長が低いと物理的に不便だと思いませんか？　少し高いところにあるものを取るには脚立が必要となります。でも高いところのものを取ってくださるなど、周囲の方々にお気遣いを頂いております。どうもありがとうございます。職場のデスクも高すぎて私には合わず、長時間座っていると腰が痛くなります。クッションを当てて調節していますが、クッションは経費では落ちないですよねえ、残念！

満員電車の大変さは、どうにかならないでしょうか。満員電車は誰にとっても大変ですが、身長が低い私の場合には、顔が人込みの中に埋もれて窒息しそうになります。これは苦しい！　また自分が大変な分にはまだしも良いのですが、一度満員列車で背広を着た男性の方の背中に顔が密着してしまい、ファンデーションを付けてしまいました。ご本人は気が付かないご様子でしたので、背広の背中を汚してしまったと告げて謝ろうとしたのですが、身動きがままならない満員列車ではそれもかないませんでした。その時の男性の方、本当にごめんなさい！　帰宅された後に家庭騒動になりませんでしたか？　ずっと昔の話ですが今でも気にしています。それから私は基本的に電車を降りてから化粧をするようにしています。

身長が低いことは、心理面にも影響します。他人との比較によりコンプレックスの原因となるし、自信や自己肯定感が低くなることは大きな問題だと思います。またその副産物でしょうか、いろいろな物事に対して受け身だったり、必要以上に卑屈になったりする傾向を自分に感じます。だから自分がそのような態度をとっていると自覚したら直すように心がけていますが、強固なコンプレックスの影響から逃れることはなかなか難しいですね。私の知り合いの男性に、男性としては少々可哀そうかな、という程度に身長が低い方がいます。男性の場合には低身長は女性よりも辛いことでしょう。しかしその人は若い頃からとても堂々とリーダーシップを発揮して、社会的にも意義のある仕事を成し遂げました。その人のことは尊敬しており、私もそのようにありたいと思っていますが、なかなかできることではありません。

身長が低いと、立って他の人と話す時には、いつも見上げて話さなければなりません。それって何となく悔しく感じませんか？　同性に対してだけでも、同じ高さの目線で話したいなあ。たまに１５０㎝くらいの小柄な女性とお話しをすると、目線が対等なのでとても嬉しく感じます。先日背が高い男性の同僚と立って話していたら、彼の目線は丁度私のつむじが見える角度でした。最近とみに白髪が増えたので髪の毛を染めているのですが、その目線だと白髪が目立つのではないかと気になってしまい、仕事の話に集中できませんでした。髪の毛を染める回数を増やしたいのですが、お財布に痛いなあ。

また目線は対人関係にも影響します。周りからすると、話す時に見下げる（「みさげる」です、「みくだす」ではありません）対象は威圧感を与えません。そのせいか私は自分がこれまで所属した集団において、可愛がってもらえるが、その一方で少々軽くみられる、ということが多かったように思われます。可愛がってもらえることは有難いのですが、私を意思のないお人形と見ているのかしら?と感じてしまうことがたまにあり、モヤモヤしたこともありました。

またそのような印象からか、若い時に仕事の場面でも、立場が上の方にとても可愛がって頂いたこともありました。それはとても有難かったのですが、仕事の部下として期待するというよりは、子供または娘を気遣うような視線が僅かに混じっていたように思われます。私としては職場ではあくまでも仕事で評価して欲しかったので微妙な気持ちでした。

男性とのお付き合いも難しいですよね。ターナー女性の場合は自分自身のジェンダーに自信を持ち難いので、どうしても男性との関係がぎこちなくなってしまうかもしれません。また小柄な女性が好みだという男性もいらっしゃいますが、その中には、女性に対する支配欲のようなものが強い方がたまにいるように思われます。男性の方申しわけありませんが、そのような男性はごく一部であると理解しています。小柄で可愛いから好ましいというのではなく、自分自身の心持ちや生き方を理解してくれる男性と恋愛をしたいと思っていました。でもなかなか、そのような男性との出会いはなかったなあ（昔を振り返る遠い眼です）。

自分が他人に与える印象と実際の自分が異なることは、誰にでもあることです。しかし低身長だとその印象のみが際立ってしまい、ありのままの自分をなかなか見てもらえない、ということがあるかもしれません。「低身長」は私の属性の1つに過ぎないので、できれば全体としての私を見て欲しいといつも考えています。

少し大げさな言い方ですが真面目な人間関係は、お互いの全体を理解しようとするところから始まります。だから人の特定の面だけしか関心を持たないということは、人間関係において不誠実であると私は考えます。

あと小柄だと、ファッションについても似合う服を探すのが難しくありませんか？身長が145㎝では大人っぽいシックなドレスや長いスカートは似合いません。真っ黒いロングのタイトスカートが似合うような容姿になりたかったなあ。今はロングスカートが流行っているようで、服を買いに行っても丈が長いものばかりです。試着してみたらスカートの裾が床について、引きずってしまい、落ち込んでしまいました。背が低いと年齢相当の服は難しいのかなあ。いっそ70歳の私の目標は、可愛いおばあちゃんにしましょうか？

いろいろと書きましたが、考えようによっては身長１４５㎝で見る世界は、他の人が見る世界とちょっと違っており、他の人には見えない景色が広がっているかもしれない、とも考えています。

私が「モテ」ない女だったわけ

身も蓋もないタイトルで申し訳ありません。若い頃の私が思っていたことを、中村うさぎさん風味で書いてみます。中村うさぎさんは自虐的で毒舌ですが、ジェンダーに関する深い考察をするので好きな作家です。

とにかく私は男性に「モテ」ない女だったね。18歳くらいから30歳くらいの女ならさ、それだけである程度は「モテ」るものじゃないの。実際に私が25歳くらいの時には周りの女の子は、かなり不細工な子でも、みんな結婚を意識して付き合っている男がいるか、少なくとも彼氏がいたよ。でも自分は不思議な程全く男に相手にされなかったね。いろいろな事情で自分は結婚しないだろうと思っていたけれどさ、若い女として少しはチヤホヤしてくれてもいいじゃあないの、と思っていたよ。友達の結婚でもご祝儀をとられる一方だしさ。

それに外野の人間があれこれ言うことにもウザかった。この間のAちゃんなんて最悪この上ないよ。「彩子さんは、もっと女の子らしくしたらいいと思います。そうしたら彩子さんはかわいいからモテモテですよ」だなんて、年下のくせに人をバカにして！　あと先日のB子はさらにムカつく。「友人の結婚式というのは彼氏をゲットするよい機会なんだから、あんた一応お着物を着ているのだからうろつき回って写真をとっていないで大人しく座っていたら」だってさ。大きなお世話というやつだよ。

若い頃は真剣にこんな風に思っていたけれどさ、今となっては、自分は全くの勘違い女だったと判る。だって男の目から見て自分がどのように映るか、なんて考えたこともなかったもん。化粧もお洒落もしなかった私みたいな人間を女としてみる気がしないのは当然だよね。フェロモンが全くない女に魅力がある訳がないよ。それに真剣にパートナーを求める気持ちが無かったからね。自分と真面目に向き合ってくれそうにない女なんて、男だって相手にしている程ヒマじゃあないよ。現に昔からの知り合いの男にも、これじゃあ彩子に男ができる訳ないや、単なる仕事仲間だからどうでもいいと思っていたけれどね、と言われたよ。

今なら判るけれどうるさい外野だって、そのことを私に気づいて欲しいだけだったんだよね。Ａちゃんは私と親しかったから年下なのに勇気を出して忠告してくれただけだし、Ｂ子は純粋に友人として見かねただけ。ごめんね、毒づいた私は、まったくもって愚か者だよ。

少々遊びすぎましたか。結局、結婚適齢期（今は死語かもしれません）の頃の私は自分のターナー体質のために、女性としてのジェンダー意識を完全にこじらせていました。不妊のせいで女性としての普通の幸福は塞がれていると思っていました。それにも関わらず、普通の年ごろの女性としての「女らしさ」や「女らしいふるまい」を求める世間に対して、私は腹をたてていたのです。そのような捻くれた心持のために私は、世の中で一般的に女らしいとか、女っぽいとか言われること全般に拒絶反応を持っていました。また恋愛に憧れてはいたものの、自信がなくて臆病でした。そしてその反動で、男性に対する態度も非常にぎこちないものでした。

そのような意固地な気持ちが幸せにつながる訳はなく、愚かであったと思います。自分にポリシーがあって世間で言われる「女らしさ」を拒否するならば、自分独自の在り方を確立して堂々としていればよかったのです。しかしそこまでの覚悟もなく、男性の関心を引きたい気持ちがありながら、そのための努力もしませんでした。

女性としてのジェンダーに対する拒絶反応がなければ、20代の私は男性ともっと良い関係を築くことができたのではないかと考えています。だから若いターナー女性には私のように頑なにならないで、自分の気持ちに素直にそして柔軟に人生の選択をして欲しいと願っています。

ターナー女性はどうしても恋愛に臆病になりがちですが、恋愛に限らず男性と良い関係を築くことは人生を豊かにします。どうか若いターナー女性には素直な気持ちで男性と向き合って欲しいと思います。

結婚となると恋愛とは異なる課題が出てくるかもしれませんが、あなたと向き合ってくれる男性ならば共にその課題を乗り越えようとベストを尽くしてくれるはずです。今の若い方は柔軟性が高いせいか、ターナー女性でもパートナーに恵まれ結婚されている方も多いようで嬉しく思っています。

また独身には気軽な良さもありますので自分がそれに向いていると思うならば、しなやかな気持ちでパートナーを持たない選択をするのも良いと思います。自分で選択したものなら、ライフスタイルの間に優劣はないと私は考えています。

親と子の間の関係ってどうあるべきであろう

私は既に両親を見送っており、父親も母親も他界しております。大人になってからは、親と自分の考え方の差を感じたり、自分を理解してもらえないことに苛立ったこともありましたが、父親も母親も亡くなる最後まで私のことを心配してくれました。両親が私について、健康で安全に生活し、ひどい目に合う事が無いことを強く願っていてくれたことを、私は疑ったことはありません。

一方私の方は年老いた親のことを普通に心配はしていましたが、親が私のことを思ってくれていた程には、親のことを考えていなかったと言わざるをえません。自分の生活を守らなければならなかったということはありますが、親不孝を自覚しています。

特に子供が幼少の頃は、親は自分の生活をかなり犠牲にして子供を育てます。子供を育てたことが無い私に言う資格はありませんが、子育ての大変さは物理的な忙しさと共に、自分の都合や考え通りに物事を進められない点にあるのではないでしょうか。幼児の時期は24時間目を離すことができず、体調もいつ変化するか判りませんので、その大変さは私にとっても察するに余りあります。

仕事でも自分のペースで進められない時にはストレスが溜まりますが、子育てにおいてはその点についての大変さは別次元でしょう。最近は世帯の人数が減ったこともあり、母親に負担が集中しがちであり、今の若い方が子育てをするにはもっと支援が必要ですね。

これは子供を持たない私が言うべきことではないでしょうが、多くの親は子供を育てるのに、見返りなど求めていないように思われます。自分が将来年老いても、できるだけ子供に負担をかけたくない、と多くの親御さんが意識されていることでしょう。

一方成人した子供は親の元を離れていき、自分の家庭を築いていきます。これは完全に私見ですが、そこまでして苦労して子育てをしても、親が子供を思う程には、子供は親のことを思っていないことが多いように思われます。よって親子の間の愛情には非対称性があると私は思っています。またそれ故に、子供が親離れするよりも、親が子離れする方が、ずっとハードルが高いように私は感じています。

ところで自分の家庭を築いた子供は、今度は自分が親となって、子供に愛情を注ぎます。これはとても自然なことのように思います。愛情の非対称性と書きましたが、そのような世代を越えた繋がりを考えると、辻褄が合うのかもしれませんね。

ターナー女性の場合には子供を持たない場合が多いので、そのような繋がりが成立するのは難しい面があるかもしれません。そのような自然な繋がりを持てないために、ターナー女性は自分の人生に対する不全感を感じます。ターナー女児を養育されているお母様が最も気にされるのは、その点かもしれません。

そのような問題に対して私は明確な答えを持ってはいません。私個人としては、とにかく周りに迷惑をかけずに自分が生活することを強く考えて生きてきました。もちろん親から受けた愛情を誰にどのように返すのか、ということを考えなかった訳ではなく、その事を考えると私は居心地が悪いような感情に襲われます。

これはむしろパートナーの存在の問題となってしまうかもしれませんが、他者と何も分かち合うことなく、自分の生活と生存ばかりを考えてきた私の生き方は、とても自分勝手であるかもしれません。また他人からみると、孤独で不幸な人生に見えるかもしれません。その一方で、自分の気性に合い、他人にも迷惑をかけない生き方が他にあっただろうかとも自問します。正解は判りませんが、全て自分が選んだ人生ですので、責任を持って自分の生き方を全うしようと思っています。

自分の思いばかりを書いてしまいました。子供を持たない場合にどのように生きるかという点に対する考え方は、人により様々です。私のような生き方の他にも、養子をとるという選択肢もあるでしょうし、最後まで親に寄り添って直接親に恩を返すことも素晴らしいと思います。しかしどのような人生の選択をするにせよ、親が希望する一番大切なことは、成人したターナー女性が生き生きとして生活していることなのではないでしょうか。

人が老いて死んでいくということ

私が還暦を迎えるのも近くなってきました。私は60歳を自分の人生の節目と考えており、その歳になったら死後整理のための遺言書を書き、不要な延命治療は望まない旨の意思表示をしたいと思っています。

60歳で現在の職場は定年となりますが、もう少し仕事を続けようと考えています。しかし55歳を過ぎた頃からいろいろと衰えを感じることも増えていますので、65歳まで働ければ良いのですが、それを達成できるかは判りません。

私くらいの年齢は良く言えば、衰えを感じることはあってもまだいろいろなことができ、人間としての義務を果たしたという満足感を感じられる年齢かもしれません。また一方で、自分の老いと死というものを肌感覚で感じる年齢でもあります。

ところで、シニアになった時に生活の質を大きく左右するのは、やはり健康とお金です。

ターナー女性の平均寿命は通常の女性と変わらないと言われています。ただターナー女性が通常の寿命を達成するには、年齢が高くなると増えてくる合併症に気を付けなければいけないと強く感じています。私はもともと体力には乏しくて疲れやすいのですが、このところ高血糖や難聴などが気になるようになってきました。ただ幸いにも、そのような症状が仕事や生活に影響を及ぼすということはありません。お医者様に聞いてもそれらの症状がターナーと関連があるかどうかは不明であるということです。よって特別な対処法はなく、血糖値については普通にダイエットや運動で改善を図っています。また難聴については補聴器を使用しています。

お金については、65歳からは年金で生活することになるでしょうが、現在の年金制度は夫婦で年金をもらって何とか生活をできるように設計されているので、私のような単身では年金の金額が低く厳しいものがあります。そのために最近は生活をダウンサイジングして、支出を減らすことにだんだんと慣れるようにしています。少子高齢化問題を考えると、このようなことを書くのは若い方に対して気が引けるのですが・・・。

ターナー女性が年齢を重ねた場合に、普通の女性と異なるのは子供がいないことでしょうか。私のように独身を通した場合にはずっと単身生活です。結婚されている場合にはご夫婦二人での生活というパターンが多いでしょうが、配偶者に先立たれた(不愉快でしたら申し訳ありません)場合には、やはり単身世帯となります。

現在の日本において、高齢で単身となる問題はターナー女性に特有なものであるとは思いません。子供がいても近くにいるとは限りませんし、今の若い方は非正規雇用が多く、高齢の親に気を配る経済的・精神的余裕がない場合も多いでしょう。これは完全に私の私見ですが、選択したライフスタイルに関わらず、これからの時代は老いというものを自分一人で受け止める覚悟が必要なのではないかと考えています。

その場合に問題となるのは、衰えて自活できなくなった場合にどうするか、ということです。私の場合には施設への入居を考えていますが、介護が必要な老人が増えるのは明らかですので、これから行政がどう対応するか予想ができず不安はあります。家族の形が変わり1世帯の人数が減ったために、老年期の支えを家族の中で負担するのは無理になってきているように思われます。しかしそれにどのように対処するかは、とても難しい問題です。

人間は大動物なので、小動物であるマウスのようにコロリと死ぬことはできず、だんだんと弱って死んでいきます。個人的には死ぬ前日まで通常の生活をしていて、寝込むこともなくコロリと死にたいという、ピンピンコロリ願望を私は持っています。しかしそれがかなえられるかどうかは、まさに神様のみぞ知るです。

だれにせよ人間の死に方はその人の生き方をそのまま反映し、その人らしく死んでいくように思われます。両親の死を看取って本当にそのことを実感しました。そして私はどのように死んでいくのだろうか、と考えることも多くなりました。死ぬ瞬間私は幸福な思いでいられるでしょうか？　心を残さずに死んでいけるでしょうか？　人生１００年時代などと言われていますが、不自由がなく生活できる健康寿命は案外短いのではないかと思いますので、残された時間を後悔しないように生きていきたいです。

今の若い方が私の年齢に達したときには、社会の状況は今から大きく変わっているでしょう。ターナー症候群という病気は成長の問題と妊娠の問題が大きいために、中年以上のターナー女性が考えていることが書かれている文章は少ないように思います。その意味で描くても、この本が若い方の参考になればと考えています。還暦に近い女性の思いの１つとして読んでいただければ幸いです。

3.
幸せな人生を送るには何が必要だろうか

条件付きでない幸福はあり得るのだろうか

私たちは毎日の生活において幸福感を得るために、様々な努力をします。学校を受験して志望校に合格した、憧れていた企業に就職できた、好きな異性と交際することができた、子供が産まれた、仕事で成功して昇進したなどは大きな喜びであり、そのような瞬間には生きていて良かったとすら感じるでしょう。自分で設定した目標に向かって努力し、それが報われた時の幸福感は大きく、それは人生の醍醐味とすら言えると思います。

もっとも人生においてそれほどに大きな幸福を感じる機会はそれほど多い訳ではありません。私たちの日常は小さな幸福感を得たり、不快感を避けるための努力の連続です。

生活のためのお金を得るために仕事をする、自分と家族の快適な生活のために料理を作ったり、家を掃除する、健康のために運動をする、気分転換のために趣味を持つ、孤独に陥らないために友人と連絡を取り合う、などの日常生活における営みはささやかですが、私たちの生活の基本です。

多くの人の日常とは、このような営みを通じて生活を維持することであり、大きな幸福感が無くても人生で満足が得られるように誰もが工夫をしています。毎日のルーチンのみでは気が滅入ってしまうので、生活の中に意識して非日常的なレクリエーションや行事を入れることも良いですね。

ささやかな営みとはいっても、実際にはそれを維持して生活するだけでも大変なことです。私たちが現在行っている毎日の生活は、それが日常となっているので、そのまま続いて当然と思いがちです。しかし実際にはそうではないことを、疫病（コロナ禍）、天災（多発する地震）、戦争（ロシアによる侵攻）を考えるにつき思い知らされます。

一般的に幸福感を得るためには、健康、お金、良好な人間関係が重要だと言われています。しかし身体に気を付けても人間はいつ病気になってしまうか判りません。お金についても一生懸命努力して貯金をすることは良いことでしょうが、インフレになっていつその価値が暴落するかも判りません。後に述べますが人間関係も実際には不安定なものであるように思われます。

私自身について言えば、「これくらいの年収があるから」、「専門職につけているから」、「ターナー合併症の不安はあっても、元気であり、仕事と日常生活に支障がないから」などと考え、だからまあまあ幸福かなと日頃考えています。しかし実際にはそれらも不安定であることを考えると、私は自分が立っている足元がぐらつくような不安感を覚えます。そして今持っていると信じているものを失っても自分を保てるであろうか、と自問します。つまり私が現在持っている幸福感は多くの条件を満たすことを前提としています。しかしそのような前提はいつ崩れてもおかしくはありません。

それを考えると、そのような前提の条件が無い、「存在するだけでよい」という素朴で無条件な肯定感が得られたらどんなに幸福であろうかと思います。私見ですが、古今東西の宗教は、そのような人間の不安を和らげるために存在している側面があると考えています。

人により考え方は異なるでしょうが、「存在するだけでよい」というような無条件な承認を与えてくれるのは、未成年の子供に対する親の愛情だけではないかと思います。そのような愛情を与えられて育てられた子供は、大人になった際に芯が強い人間になれるのかもしれませんね。その他の大人同士の人間関係においては、一般的にはそこまでを求めることはできないでしょう。自分と他人が異なることを考えるとそれは当然のことと考えますが、少々寂しくもあります。

そのように人間関係は不安定なものでありますし、私が条件付きの幸福感を手放せないでいるのは自分のプライドのせいであると思っています。自分はこれまでこんなに頑張ってきたから人生においてこれくらいの物が得られて当然であり、それが失われることは許せない、というものが私には沢山存在します。

しかしそのような物を多く抱えるほど人間は弱くなり、柔軟性を失うことを私は実感しています。

そもそも、人生でどれだけのものを得ることができるかは、その人の資質により大きく異なります。世の中は公平ではないので、多くのものを得やすい恵まれた資質の方もいますし、そうでない方もいます。健康に恵まれた方も、そうでない方もいますし、人間の能力というものは個人によって大きく異なるでしょう。そしてそのような資質の差というものは、多くの場合個人にはどうしようもないものです。実際にターナー女性は子供を持つという点では、生まれつきハンディキャップを持っています。

そのような如何ともし難い資質の差を不幸感のようなネガティブな感情に結び付けないためには、先に述べたような無条件な自己肯定感が必要であるのかもしれません。そしてそれを持つことに成功した人は、最も強くなれるのではないかと私は考えています。そして私も条件付きでない幸福感を得られたらと願う気持ちがあります。しかし本当にそれは難しいことであり、恐らく私は一生不安から解放されないだろう、と思っています。

一方で現在の自分の幸福感の基となっているものを、墓まで持って行くことはできないことを、この年齢になると痛感しています。私は既にシニアに近い年齢であり、これから年を重ねるということは、ある意味では自分がこれまでに得たものをだんだんと手放していく過程であります。だからこそ条件付きの幸福感との付き合い方を考えなければと思っています。

このような問題はまさに答えが無いものなので、中途半端な文章となってしまいました。しかし、もしかしたら、自分がターナー女性であるゆえに、意識的に幸福について考える機会を得られているのかもしれない、とも考えています。

人生において「努力」と「運」はどちらが重要だろうか

最近「親ガチャ」という言葉を良く聞きます。いろいろな言葉に「ガチャ」を付けて、「職場ガチャ」などとも言ったりするようですが、あまり上品な感じはしません。ここでの「ガチャ」は「運」と言い換えられるように思われます。人生の成功と失敗は本人の責任に帰すものであるか、という問題に関する認識は人生観の根本をなしているような気がします。

私は若い頃は「頑張る」という言葉を、とても好んで使用していました。そして自分の努力で何事もなしとげられる、と信じて疑いませんでした。しかし中年になった頃から、人生には努力ではどうにもならない部分が多くあり、成功も失敗も「運」に依る部分の方が大きいのではないか、と考えるようになりました。

人生において成功できるかどうかは、自分が持って生まれた資質、生まれ育った環境、周囲の人との関わり合い、さらには生を受けた時代など多くの要因により左右されます。それらの要因が非常に複雑に人生に影響しているために、人生の成功は「運」というべきものに大きく左右されるように思われます。

私はターナー女性であり、その時点で生まれつきの身体的な資質にハンディキャップがあります。その体質は私の人生を大きく左右しましたが、そのように生まれついたのは全くの偶然であり「運」としか言いようがありません。そのような理不尽さを、ターナー女性であれば皆感じるのではないかと思います。

ターナー体質は比較的に稀であるので特別の事情ですが、誰の人生も持って生まれた資質や環境に大きく左右されます。一般論に広げ過ぎているかもしれませんが、結局は身体的能力や知的能力も、生まれつき持っているものを大きく変えることは困難です。

私は仕事を中心とした人生を選択しましたが、仕事と女性の関係性はこの30年程で大きく変化し、女性が生涯にわたって仕事をすることは当たり前となりました。一般的な企業で女性と男性が格差なく仕事ができる環境であれば、私は専門職を目指すことはなかったかもしれません。

また私は体力があまり無いので仕事でも無理が効きません。もし私に馬力があったら仕事でもっと多くを成し遂げられて評価されたのではないか、と考えることもあります。

一方私はコツコツと積み上げるタイプで、馬力はなくても少しずつ仕事の実績を積み上げることはできました。その結果として仕事で成功したとはいえないものの、経済的に大きく困ることがない生活を成り立たせることができました。

また私が現在の仕事に就く前提となっている教育を受けられたのは、経済的な不自由がない親の元に生まれてきたからであり、さらに親が教育に熱心だったからです。

こうしたことを考えると、現在の私の状況があるのは、自分が意識的に行ったことや努力よりも、自分がもって生まれた資質、生まれついた環境、時代的な背景などの要因の方が大きいように感じています。

若い頃に友人に、「あなたは努力家で、努力できるという資質を持っているけれども、努力ができない人もいるのよ」と言われたことがあります。その時には言われたことがピンと来ませんでしたが、年齢を重ねると、「努力できる」というのも、「勉強ができる」とか「運動ができる」と同等の能力かもしれないと思うようになりました。日本では努力ができることを当然とし、努力できない人に対して冷たい視線をあてる傾向が強いように思われます。しかしそれが正当であるかどうか、今の私は懐疑的です。

かなり前のことですが自宅沿線の大きなターミナル駅で、中年のホームレス女性が病気で突然死し、警官の方がご遺体を搬送するのを見たことがあります。女性のホームレスは男性のホームレスよりもずっと数が少ないこともあり、誰にも看取られないその女性の死を目の当たりにしたことに、私はショックを受けました。人生に何が起こるかは本当に不透明であり、運が悪ければそのホームレス女性は私であったかもしれないと考えると、他人事とは思えませんでした。

今でも私は「努力」という言葉は好きですし、努力することはとても重要であると思っています。でもそれは努力が成功に結び付くからではなく、自分がたてた目標に向かって努力している時間は人生が充実していると思うからです。ですから、これまで書いてきたことと矛盾するようですが、特に若い方には「努力」の価値を否定的に考えて欲しくはありません。

しかし努力が成功に結び付くことを強く意識しすぎると、結果が出なかった場合に苦しくなったり、結果が出ている他人を妬ましく思ってしまうかもしれません。これは私見ですが、「努力」は自分が過程を楽しめる対象に対して行うことが正しいのではないか、と私は考えています。それならば「努力」が結果に結び付かなくても悔いを残さないですむのではないのでしょうか。

一方で苦しいのを我慢して「努力」をすると、その見返りとして結果がついてこないことを不当に思うのは人間の心理として当然です。これまでに報われない努力を多く行い、心の底では今でもそれを残念に思っている気持ちが消えない自分への自戒も込めて書いています。

努力して成功した方の中には、自分の成功は自分の努力によるものであり、成功できなかった人は努力をしなかったからであるから自己責任である、と思っている方がいるように思われます。しかしそのような考え方には、自分がいろいろな意味で恵まれているために成功できたという視点がなく、傲慢であるのではないかと感じることがあります。

成功してもそれに奢らず、成功できなくても気を落とすことなく、安定した気分で日々を送れたら、穏やかで精神的に豊かな人生を送れるような気がします。しかしそれを実現するのは本当に難しいことです。

この世の「鬼」について

「鬼滅の刃」というアニメが流行っていますが、皆さまご存じでしょうか。このアニメは人を貪り食らう「鬼」が跋扈する大正時代に、鬼に家族を殺された炭治郎という少年が鬼殺隊に入って鬼を退治していくというお話しです。このアニメの遊郭編がテレビで放送されたので私も視聴しましたが、アニメとしてクオリティーが非常に高く、とても良かったです！

遊郭編に登場する鬼は、堕姫という妹と妓夫太郎という兄の兄妹です。最終回でこの兄妹鬼は炭治郎達に滅ぼされるのですが、兄の妓夫太郎が死ぬ前に過去を追想する回想シーンが圧巻でした。この鬼の兄妹は最下層の遊女の子供として生まれ、悲惨な境遇に育ちます。妓夫太郎は醜く、まともな食べ物もない劣悪な環境で育ちますが、美しく生まれた妹を愛しみ守り育てその絆に幸福を感じ始めます。そんな中で妹は遊郭で育ったので遊女になっていますが、客とトラブルを起こして傷つけてしまい、その報復として生きたまま焼かれます。妹が死ぬ間際に兄妹で鬼となって生き延びることを持ちかけられ、鬼になることを選びます。

妹が焼かれて死にかけていることを見た妓夫太郎は妹を失う絶望のあまり「やめろ、やめろ、おれから取り立てるな。何も与えなかったくせに取り立てやがるのか！」と叫びます。そのセリフが非常に印象に残りました。この言葉からは自分を正当に扱ってくれず、まっとうに生きることを許してくれなかった世の中に対する恨みが痛いほどに感じられます。

「鬼滅の刃」についてつい長文となってしまいました。人を「鬼」にするのは、妓夫太郎がさらされたような貧困、自分の境遇が恵まれないことに対する恨み、誰でも持っているものを自分だけ与えられない不公平感などの様々な負の感情でしょう。

ところで「鬼」という概念は一般的に、極端に残酷であったり、自己中心的であったり、情けが欠如している、人間性を欠いた状態を称しますね。大阪のメンタルクリニックの殺傷事件は、あたかも現実の鬼のような事件だと私は感じました。そのような悲惨な事件はどのような社会でも一定の頻度で起こるのでしょうが、何とかならないのかと思います。

それは極端な例でしょうが、普通に暮らしている私たちでも「鬼」の要素を含むような行動をしてしまうことはあるように思われます。

自分に余裕がないために、身近な人が助けを必要としても見捨てざるを得ないことがあるかもしれません。あるいは自分の生活を守るために、社会のルールから少々逸脱してしまうこともあるかもしれません。そのようなことについて多くの人は罪悪感を持つでしょうが、「力」が無いために他の選択肢がないのです。それはとても切ないので、あらゆる意味での「力」（肉体的な力、経済力、人間力など）を蓄えることはとても大切なことだと思います。だから皆は「力」を得ようとして努力をします。でも社会には、人間性を保つだけの「力」を身に着ける機会が無い人が多く存在することも現実です。豊かであるということの本質は、選択肢が多いということですね。

完全に主観ですが、自分が与えられていないことに不公平感を感じるというのは、ターナー体質に関する私の感情にあてはまります。この年齢になってもなお、普通の女性が与えられている人生の選択肢がなぜ自分には与えられなかったのであろう、と考えることはあります。でもそのような思いに負けないように努力することが、私の人生の大きな課題であったように思います。

若い頃にはそのように考えることは難しかったのですが、全てを与えられている人はいないし、誰でもそれを補うものを何とか見つけて満足して生きているのです。もちろんターナー体質は妊孕性などの点で女性の人生の根本に影響するので、そのハードルはとても高くなってしまうのですが・・・。

また私は、自分に多くのものが与えられていることを知っています。私が生まれた家庭は裕福ではないものの平均的な生活には不自由はありませんでしたし、高等教育も当然のようにして受けることができました。私は体力には恵まれませんでしたが、その分コツコツと努力する資質を与えられたように思います。また比較的に勉強・学習が得意であり、現在の仕事においてそのような資質は直接役立っています。

一方シニアに近い年齢になった私は、もし死んだ時に神様から人生の通信簿をいただけるならば、ターナー体質に生まれたのによく頑張ったと点数に下駄を履かせてくれないかな、などと思うようになりました。若い頃のような何故自分がターナー体質に産まれたのか、という苛立ちは減ったと感じますが、全く振り切れている訳ではありません。

「鬼」に関連してターナーを持ち出したことを不愉快に感じる方がおられましたら、ご勘如下さいますようにお願い致します。ターナー女性の性格は一般的に穏和であり、

「鬼」という概念からは遠い存在です。しかしターナー女性の人生には他人には判りにくい困難があることも事実です。若いターナー女性が、自分が持っている長所を生かして「力」とし、自己実現して充実した人生を歩むことを心から願っています。またターナー女児を養育されている親御様には娘さんの長所を伸ばし、それが成人後の糧となるように導いて下されればと考えています。

自分自身と仲良くすることの大切さ

突然ですが、皆さまは自分自身と仲良くできていますか？　自分自身と仲良くするとはどういうことなのか、と思われるかもしれません。私は、それは自分自身を嫌ったり疎んじたりすることなく、自分自身と自然に共存できることだと思っています。より具体的に言うと、自分が自分自身の良い友人であり、理解者であることだと思います。

自己肯定感はそれと近い概念ですが、自己肯定感というのはもっと積極的に自分自身を好きになることであると考えています。

自分自身を好きになれたら最も良いと思いますが、嫌いにならないことはもっと大切なことです。考えてみるまでもなく、嫌いな他人とは距離を置くことができますが、嫌いな自分自身から逃れることはできません。だから自分自身を嫌い、仲良くできないというのは、かなり辛いことです。おそらく自分自身を嫌いな人はいつも葛藤を抱え、落ち着くことができないのではないでしょうか。また何をやるにも確信をもてないかもしれません。

残念なことに私には自分自身と仲良くできているという実感はありません。私はどうしても拭えない、自分自身に対する違和感のようなものを抱いていることを感じます。

それでは心もとないので、自分の心をいつでも支えてくれる存在が欲しいと思うことがあります。しかし自分自身と仲良くできない私は、自身をそのような支えとすることができず、ストレスを受けたり落ち込んだときに自虐的にまで自分を責めてしまうこともあります。また私は子供の頃から、「誰も自分のことを判ってくれない」という思いをどこかで抱いてきた気がします。

親との関係に問題があったのでそのような感覚を持ってしまうのであろうか、と考えることもあります。私の両親は何時も私のことを心配してくれ、私が大人になってからも、私が困っていないか、健康状態は大丈夫かと気を遣ってくれました。その意味で両親は私のことを愛してくれていたと信じています。

しかし私の個性を理解してくれたか、それに基づいて適切な助言をしてくれたか、という点については疑問を持っています。親に理解されて育った人は、自然に自分自身を受け入れられる状態を作れるのかもしれないと考えると、羨ましく思います。もっともこの歳になって考えると、親子といっても互いに別人格なので、大人となった子供の選択に対する理解まで求めるのは無理なのかもしれない、という気持ちもあります。

結局健全な自己承認感を持つためには、「自分が生きているだけでよい」という感覚を得ることが必要なのかもしれません。「自分自身と仲がよい」ということの本質には、そのような感覚が存在しているのではないかという気がしています。

ところで私には何人かの親しく仲が良い友人がいます。その人たちに対してなら私は自分自身を開くことができ、それでも自分のことを悪く言わないであろうと信じることができます。

そこで私は自分にストレスがかかったときに、そのような友人だったら自分の問題について何と言ってくれるだろう、と考えるようにしています。そのような言葉は、私が自分自身と仲がよかったら自然に自分に投げかけるものと考えています。そしてそれにより少し自分が楽になるように感じます。

そのようなことを繰り返しているうちに、真に自分自身と仲良くできる感情を自分自身の内面に育てることができればいいな、と考えています。そして何時か自分自身が一番の親友になる、ということを達成したいです。

なおターナー女性にとっては、自己を受容するハードルは、一般女性と比較して高くなるかもしれません。他人と違うという感覚は非常に厄介なもので、自己肯定感に影響を及ぼします。

そのような問題に特効薬はありませんが、ターナー体質とは関係無く、自分の良いところを伸ばしてポジティブな感情や成功体験を積むのが良いかもしれません。それにより皆様が、かけがえのない自分自身を受容する感情を持たれることを願っています。

大河ドラマ「鎌倉殿の13人」を見て考えたこと

私は歴史が結構好きなので、日曜日夜8時からやっているNHKの大河ドラマを毎年視聴しています。年末には大抵その年の大河ドラマのクライマックスがあり、私の年末の楽しみの一つです。

2022年には鎌倉時代の初期を舞台にした「鎌倉殿の13人」が放送され、ネットなどでかなり話題になりました。このドラマの主人公は鎌倉幕府の第2代執権である北条義時であり、小栗旬さんの好演が光っていました。

また本作は三谷幸喜さんの脚本が秀逸です。さすがに物語の構成がしっかりとしていて、伏線の回収も唸らせるものがあります。また各登場人物の人間心理の描写の説得力が素晴らしく、脚本家の方は非常な人間通であると判ります。

この物語は伊豆の小豪族の次男坊であった北条義時が、鎌倉の武士政権のトップまで登り詰める経過を描いています。このドラマにおける北条義時は、特に執権になってからは、非情な権力者というか、かなりブラックなキャラクターに描かれています。

鎌倉時代の初期というのは武士政権の創成期であり、かなり血なまぐさい事件が多かったのは史実です。御家人同志の抗争が多かったのは、武士のルールや倫理が未だ確立していなかったために、剥き出しの力のぶつかり合いの他には問題解決の手段がなかったからだ、という歴史家の方の意見もあるそうです。このドラマの世界で描かれる抗争はまるで古いヤクザ映画のようであり、さしずめ「仁義なき戦い　鎌倉死闘編」といった趣があります。

本作の北条義時はそのような厳しい抗争（はっきり言って御家人同士の内ゲバです）を勝ち抜いて武家政権のトップに立つのですが、その過程で純朴な青年から非情な政治家に変貌していきます。そして主演の小栗旬さんの素晴らしい演技力により、ドラマ前半と終盤において北条義時の風貌・雰囲気はまるで別人のようです。

そしてこのドラマにおける北条義時は権力と引き換えに、良心、人間としての情、家族の絆など、人間として大事なものを多く失っているように思えます。そして非情に徹しているにも関わらず、大切なものを失ったことを自分で判っており、そのことに内心苦しんでいる様子がこのドラマでは表現されており、私はその点を最も気に入りました。

ここからは私の個人的な感想ですが、このドラマにおける北条義時は、本当は、非情であったり悪辣な手段を用いたりすることなく、源頼朝が作った鎌倉の武士政権を守っていきたかったのではないかと思います。しかし規範となるルールや倫理が武士の間に存在しなかったために、正当な手段では生き残ることができず、自分の理想を貫くことができなかったように思われます。その意味でこのドラマの北条義時は権力を握ったものの、失意の人であるように思われます。

このドラマにおいてそのような北条義時が唯一の希望としているのが、自分の嫡男であり後に三代執権となる北条泰時です。このドラマを見ていると、自分はもう血塗られた存在となってしまったが、息子には清廉な執権となって欲しいと強く願っているように思われます。史実において北条泰時は、優れた倫理感に基づいて政治を行った名執権として知られています。

ところでこのドラマを見ながら、人生で自分の求めたものが得られずに失意や挫折感を有する人はその感情をどのように処理して生きるのであろうか、と考えてしまいました。誰の人生においても、自分が望んだけれど、それが得られないということはあると思います。そしてそのような失意や挫折感に対してどのように対処をするか、ということは幸せを感じるにあたってとても重要であると思われます。

一方で自分がこれだけは欲しいと強く望んだものは、人間は、代償的なものであっても結局は手に入れるのではないか、と私は思っています。大河ドラマの北条義時が、息子に期待することによって救われているように。

私の人生に失意という程のものはありませんが、望んで叶わなかったと感じていることは幾つかあります。それをこれから叶えることができれば良いのですが、私はもうアラ還暦の年齢であり、これから大きなことができる可能性が大きいとは思いません。

私は若い頃から仕事における成功を、強く望んでいました。そのような感情には、あるいは子供を持つことが困難であるというターナー女性としての代償心理があるのかもしれませんが、それは自分でも判りません。しかし引退も近い年齢になってなお、私は仕事においては平凡であり成功を得ることはできませんでした。

しかし別の視点から考えると、自分が最も望んだ「還暦までは健康で仕事をして経済的に困窮しないこと」という目標は達成されようとしています。そしてそのことによって救われている自分がいることは確かです。

あるいは、失意や挫折という感情に最も有効であるのは、複眼的な視点を有することかもしれません。1つの見方に固執をしているとネガティブな感情から脱することが難しくなりますが、誰でも恵まれた点とそうではない点を併せ持っているのですから見方次第で自分を楽にできればよいですね。

4. 多様性は重要だと思う

繊細かつ不寛容な社会

私は昭和の高度成長時代に子供時代を過ごしましたが、その頃の日本と今の日本は同じ国とは思えないくらい変わったと思います。

昭和という時代はノスタルジックに語られることも多いですが、実際には「雑な」時代でした。今でいうパワハラやセクハラの概念すらなく、学校でも体罰が日常的に行われていました。そして皆は疑問を持つこともなく、世間はそういうものだと思い、極端な場合を除いてそれらが問題視されることもありませんでした。一方地域社会はまだ健在であり、大人は他人の子供でも遠慮なく叱りました。「お互い様」という精神が残っており、母親に用事があるときに子供を近所の家に預けることも気楽に行われておりました。

今は人権意識が高まり、そのような「雑さ」は排除されました。その意味で今の社会は、「他人に不愉快を与える可能性があること」についてきめ細かく配慮する「繊細な社会」であると思います。

そのような繊細な配慮にも関わらず、いえむしろそれだからこそ、現在の社会は一定の規格に外れた個人に不寛容というか、むしろ多様性を認めなくなっているように私は感じています。これは完全に私見ですが、社会生活を営む上でいろいろと気にしなければならないことが増えたことを、本音ではウンザリしている人が多いからかもしれません。

このように不寛容な社会になってしまった背景には日本の経済的な衰退があるでしょう。それに加えて欧米のキリスト教国における宗教のような、精神的な支えがないことも関係しているようにも思われます。

宗教の代わりに日本では「世間」というものがあります。そのために、自分が属している共同体である「世間」に対して恥ずかしいことをしないことが第一の規範となっており、私たちは「世間」に迷惑をかけないことを重要視して行動しています。

そのような日本の社会に多様性が真に根付くには、まだ時間が必要であるかもしれません。

そのような不寛容さは子育てにも大きく影響しています。子供を持たない私に言う資格はありませんが、特に実家などのサポートを得られない場合には、親御さんの負担は昔の比ではないと思います。さらに世間は特に母親に、周りに迷惑をかけずにきちんと子育てしろ、世間の負担となる人間にならないように母親の責任で教育しろ、というメッセージを発します。普通（この言葉は嫌いですが敢えて使用します）のお子さんの子育てでもこのような状況である中で、ターナー症候群という、他の子供にない個性を有するお子さんを養育されている親御様の大変さは如何なるものか、と推察しても余りあります。

また出生前診断が議論になっていますが、出生前診断の範囲が広がるのは、その需要が増しているからです。そして障害を持つかもしれない子供の出産を忌避する背景には、社会的な不寛容さがあるのかもしれないと最近考えています。出生前診断の結果、お子様を諦める選択をされる方には、障害を持つ子供の養育は大変だという気持ちがあるかもしれません。しかしそれ以上に今の世の中の空気を考えて、普通でなく基準を外れた子供を産むことは社会に迷惑をかけるという後ろめたさと、基準を外れた子供は将来社会から排除されるのではないかという懸念も大きいのではないでしょうか。

しかし多様性を認めない不寛容な社会は普通の人にとっても生き難い社会ではないかと思います。他者に迷惑をかけていないと思っている「普通の人」も他人との繋がりの中で生きている訳ですし、誰だって病気や事故で他人のサポートが必要となる可能性はあります。また多様性を認めない社会では、だれもが、自分がいつ「普通の人」でなくなってしまうかを心の底で恐れて生きていくことになり、それは幸福なことではありません。今の社会の繊細さの良い部分を残しつつ、多様性がもっと認められるようになればと心から思います。

性別のグラデーション

ターナー女性にとって最も悩ましい問題の1つは、ジェンダーの問題ではないでしょうか。私は自分が女性であると明確に認識していますし、女子校育ちの影響で所謂「男っぽい」男性を少々苦手とするところがあります。

当然として世間は女性を「子供を産む性」と認識します。また医学的には、女性は性染色体としてXXを有するものとして規定されています。私は自分を女性として考えているにも関わらず、このような周囲の認識や規定には適合しません。そのようなジェンダーに関する周囲と自己の認識の乖離を考えると私は非常に居心地が悪く感じます。

生活をしていくという問題だけならば、私のように独身であっても、仕事で生計をたてることで解決することができます、また現在は結婚をしても女性が仕事を続けることは一般的になっています。しかしターナー女性のジェンダーには、性別の認識に関する根本的な問題があるように思われます。

ところでこの世界には男と女しかいないとして、男性と女性を全く異なる対立する存在とする考え方は伝統的なものであり、キリスト教のような宗教によっても強められてきました。いわゆる性別の二元論ですね。

それに対して最近、性別にはグラデーションがあるということが言われるようになってきました。男女の性別は二元的に分けられるものではなく、両性は漸近的・連続的につながっているという考え方です。自治体や大学において性的マイノリティーの方の人権を尊重するために、そのような考え方を広めていこうという動きがあるようです。このようなことが言われるようになってきたのは、現在の社会が「繊細な社会」であるからでしょう。

ところで性別のグラデーションという表現は、性的指向がマイノリティーである方や身体と心の不一致に悩む方（ＬＧＢＴ）との関連性で語られることが多いように思います。ＬＧＢの方の問題は性的指向に関するものであり、Ｔの方の問題は性自認に関するものです。性別のグラデーションという概念は、性別の二元論では排除されてしまう方々を包摂し、性別に多様性を認めるために使用されるのが一般的です。

性別の二元論では排除されてしまうという点は、ターナー症候群を含む性分化疾患にも当てはまります。しかし現在のところ、性別のグラデーションという概念が性分化疾患との関連で語られることは少ないように思われます。未だ性分化疾患の認知度が低いからかもしれませんね。

ＬＧＢＴの方々は身体的な性別は明確ですが、性分化疾患においては身体の性別自体に不明確性がありますから、両者が抱える問題には差があると思います。でもそこまでの議論は未だあまりなされておらず、これからの課題であると考えます。

これは私見ですが、性別をグラデーションでとらえるという考え方は、ジェンダーの問題に関して自分の居場所を与えてくれる気がするので、私はそのような考え方を肯定的に捉えています。ターナー女性にとって、性別によって生き方や考え方を厳しく規定されてしまう社会は息苦しいものと思います。特に出産等の女性としての社会的役割のみを期待される社会は、ターナー女性に、自己の存在意義を否定するように感じさせてしまうのではないでしょうか。

ところで性別のグラデーションということが言われ始めてから、むしろ言われ始めたからこそ、マイノリティーの声が大きすぎるので不愉快だ、というコメントがネットなどで多く見受けられるようです。これまでの社会規範を考えると、身近にジェンダーの悩みを抱えている人がいないと、そのような考え方に抵抗を覚える人が多いのは仕方がないことだと思います。

でも性別のグラデーションという考え方が徐々にでも広まり、性別に多様性が認められたら、ターナー女性の生き難さが幾らかでも改善されるのではないでしょうか。性別のグラデーションという考え方が、ターナー女性やターナー女児の親御様が抱えるジェンダーに関する課題を解決するヒントになれば幸いです。

想像力がマイノリティーを救うかもしれない

私達の社会は多数の人が属するであろうと考えられる属性をマジョリティー（または標準）として、そのマジョリティーの属性の人が生きやすいように作られています。そしてマイノリティーとはそのような標準的な属性から外れた人です。

誰でもある属性においてはマジョリティーであり、他の幾つかの属性においてはマイノリティーです。全ての属性において自分はマジョリティーであると言える人は殆どいないのでしょう。ですから世界は自分のためにできている訳ではない、という認識は誰でも大人になるにあたって学ばなければならない必須科目なのだと思います。そして人生の困難さの多くは、その人が有するマイノリティー属性に関連しているのではないのでしょうか。

社会の制度や認識がマジョリティー向けにできているために、マイノリティーはいろいろな場面で不利益、不便、無理解に遭遇して苦労を強いられます。マイノリティーは社会の標準に合わない自分の属性に関して無理してマジョリティーに合わせる努力をしたり、マイノリティーである自分の属性を世間に説明して理解を求めたりしなければなりません。そのような努力を行わないと社会に適応することは難しくなり、無理解な世間から非難を浴びることになるでしょう。

そしてある人のマイノリティー属性が人生の主要な部分であるほど、その人の人生は難しいものとなるように思われます。私はマジョリティーである属性も多く持っていますが、ターナー女性であるという点では明らかにマイノリティーです。ターナー女性であるということは私の人生の主要な部分であるために、私にとって重い問題となります。

妊娠し難いという体質は女性としては決定的に不利です。現在は自分で選択して子供を持たないという選択をされる女性もかなり増えていますが、そのようなケースとターナー女性では、選択肢の有無という点で明らかに異なります。好きな人と結婚して子供を持ちたいという気持ちは若い女性にとって普遍的な、あたりまえ過ぎる感情です。特にターナー女児を養育されているお母様は、娘さんが将来持つであろう、このような願いをかなえてあげたいと強く願っていることと思います。また大人になったターナー女性本人は、自分の体質を受け入れて、どのような人生を選ぶかを決定する必要に迫られますが、それはなかなか厳しいものであります。

低身長の問題も成長期の子供にとって非常な苦痛です。現在では成長ホルモンの恩恵により改善される可能性が高まったといっても、標準身長に及ばない場合が多いかもしれません。また子供の頃の精神的な苦痛はコンプレックスとなり、成人後の人格に影響することも多いでしょう。

しかし私が感じているこのような生き難さはなかなか他人には理解されず、自分の努力で解決する他はありません。この年齢になってもたまに、自分がそのような苦労を強いられることは不当だという思いに捕らわれることがあります。

ところで私はターナーの問題については他者に理解を求めますが、他人が抱えているマイノリティー属性に由来する生き難さについて、きちんと理解をしていないのではないか、と自分に問いかけることがあります。そしてそのような問いかけは私だけではなく、多くの人が心の中で行っているものではないでしょうか。そのような他人に対する無理解は悪意によるものではなく、他人が置かれている状況や抱いている思いを正確に理解することは、誰もできないということであると思います。「他人事」という言葉がありますが、そのような自他（自分と他人）の乖離を良く表現していると思います。

そして少しでも「他人事」ではなく他者の生き難さを理解するには、その他者の状況に自分がおかれたらどう感じるか、と想像するしか手段はありません。

ところでターナーとは全く関連がない例えで申し訳ありませんが、私は日本で生まれ、日本で教育を受け、日本で仕事をしている日本人です。その点において私はマジョリティーの日本人であり、日本人であることは空気を吸うことのように当然なことと私は認識していますが、マジョリティーであるということはそういうことであると思います。たまに外国から日本に来て生活をされている方の苦労を想像してみますが、なかなかきちんと理解することは難しいです。

自分が一時的な滞在や旅行ではなく、外国で生活をすることを想像します。外国で生活する私は言葉も不自由で、その国の習慣や文化も判りません。そのためにコミュニケーションも上手くいかず、知らないうちにその国の習慣に反したことをしてしまい、周囲の反感を買うかもしれません。そして自分の行動に悪意がなかったことを説明しても、聞く耳を持ってもらえないこともあるでしょう。しかしその国でマイノリティーである私は、そのような不自由さも、理解されない生き難さも、自分で引き受ける他にはありません。そのような苦しさは、全てのマイノリティーの問題において共通していると思います。

　そのようにマイノリティーの生き難さの問題を解消するには、他人に対する想像力を持つことが不可欠であると思います。しかし実際には、ターナーを含めた多くのマイノリティーの問題について、それに悩んでいる人がいることすら世間に認知されません。そして問題を抱えている人が存在することを認知したとしても、自分に関係しなければ、「他人事」なので関心を持てず、そのことについて想像するのが面倒くさいと思ってしまうことが殆どでしょう。

　自分と異なる他人の立場について真剣に想像するにはエネルギーが要りますし、面倒なことでもあります。自分事でないのにそのような想像をすることは、文字どおり「有難い（めったにない）こと」かもしれません。しかしその面倒なことを敢えて行うことが、他者への思いやりの本質であると思います。「他人事」であるとして想像を怠ることはマイノリティーの人を見捨てることです。そして多くの立場が異なる人について想像力を発揮することは、結果として、多様性がある生きやすい社会にも繋がります。

今の社会は経済的な余裕がないせいか寛容ではなく、そのような思いやりが少ないように思われます。例えば生活保護に対するバッシングが強い状態が何年も続いていますが、多くの場合には、そのような状況に陥るにはやむを得ない事情があるものです。生活保護の申請に至るまでには、その方なりの人生のストーリーがあるのですが、そこまでに思いを巡らせずにただ怠けていると批判をするのは想像力が欠如しているように思われます。

5. 社会について思うことを勝手に述べてみた

昭和、平成、そして令和

私は昭和の高度成長期に幼少期を過ごし、人生の一番充実した時期を平成の時代に過ごしました。そして現在は令和の時代です。

私の幼少期（昭和40年代）には、日本は未だ貧しかったと思います。私の育った家は特に貧しくもなく、富裕でもない中流の家庭でしたが、子供のころの食卓はご飯、味噌汁、魚と野菜の煮つけというのが定番で、全体的に醤油の茶色っぽい色合いでした。カレーライスやハンバーグは子供の好物で、食卓に時々出ました。戦後の名残りがあるこの時代を知っているかどうかで、私の世代と現在50歳以下の方との間には感覚的な差があるように感じます。

昭和50年代には、私は中学生・高校生でしたが、その頃には今あるものは既にかなり存在していたように思います。コンビニや大型スーパーが出現し、食生活のバラエティーも次第に広がって行きました。コンビニはセブンイレブンが先駆けですが、世の中には夜中の11時に買い物をする人がいるのだと驚きました。イトーヨーカドーもでき、規模が大きく何でも揃っているのに感心しました。シェーキーズができて初めてピザを食べて、こんなに美味しいものがあるのかと感動しました。

昭和60年頃になると、現在とあまり差が無いレベルの生活になったように思われます。但し情報・通信の分野は日進月歩であって令和の現在でも進歩が著しく、私などはスマホの操作にも苦労しています。パソコンが普及したのもこの頃で、社会人になって初めてワープロで文章を作成することを学び、内容は変わらなくても手書きより立派に見えるものだと思いました。食べ物も世界中の料理のレストランができ、食材を入手することも可能となりました。今では日本ほど、各国の料理を気軽に楽しめる国は他に無いであろうと思います。またこの頃に世の中はバブル景気となり、「ジャパン・アズ・ナンバー1」などという本が書かれたり、外国の高価な美術品を日本人がやたら買いあさって外国で顰蹙を買ったりしました。

昭和から平成に移る頃にバブルが弾け、世の中は急に不況になりました。不況になっても暫くは直ぐに回復するだろうと思われていましたが、失われた10年と言われるようになり、それが20年、30年となり現在までも続いています。こんなに不況が長びくと、当初から予想した人は少なかったのではないでしょうか。ですから私の職業人生はバブルから始まり、その後の長期間の不況の時代と共にあったと言えます。

私の子供時代は未だ貧しかったといえども、これから豊かな時代になるのだという明るい空気がありました。子供の数が多かったので小学校の教室が足らずにプレハブ校舎で授業を受けました。今でも覚えていますが、社会科の授業で日本の人口の年齢構成は生産人口が多いので、経済の成長にとても有利であるというような話がありました。今の少子高齢化とは真逆の話ですよね。その頃は出生数が多かったので人口爆発が懸念されており、私が生まれた頃には政府はかなり強く「子供は2人まで」と出生を制限していました。今となっては、過去にそのような方針が示されていたことを言う人は殆どいません。

ところで私が企業に勤めていた時に、工場の製造現場に勤務している方々と共同で仕事をすることが多く、その方々といろいろなお話しをする機会がありました。その方々は昭和の初め頃の生まれで私の親よりも年上であり、高校を卒業してからずっと、その企業における製品生産の中核を担ってきました。昭和の時代ですので犯罪などを起こさなければ解雇されることはなく、まじめに働けば2人又は3人の子供を大学に入れて、一戸建ての住宅を購入することができました。昔のことですので、その方々が就職された際には「工員」という区分で雇用され、「社員」というのは当時のエリートであった大卒の男性のみでしたが、民主化が進むなかでその方々も技能職の「社員」に昇格していきました。そして製造現場の責任者である主任・係長クラスまでの昇進は保障されていました。

当時の私はそれが当たり前と思っていましたが、今の若い方が聞くと驚かれるかもしれません。経済が右肩上がりなので安心して家庭を築くことができ、子供は親よりも高い学歴を手に入れることができました。そしてそのような経済的な上昇により、生活の心配が無い中流層が厚く形成されていくという良い循環があったと思います。

当時と今とで最も変わったのは、右肩上がりの経済成長の喪失と中流層の解体のように思われます。平成の不況が長引いたので先に述べたような良い循環は断ち切られてしまいました。昭和の時代に社会人となった私は、真面目に生活していたらその人なりの仕事の場が与えられ、その仕事で不安のない生活ができなければまっとうな社会ではない、という意識を今でも持っています。しかし今の日本において若い方は、もはやそのような意識を持てないであろうと思います。

今は皆が世の中に対して「これから良くなる」という希望を持ち難くなり、悲観的な雰囲気が濃いように思われます。これは私見ですが、それは、「真面目に生活していれば困ることはない」という社会に対する信頼感が失われてしまったことに由来する部分が大きいのではないでしょうか。

客観的に考えれば今でも日本の平均的な生活レベルは、少なくとも昭和40年代よりもずっと上です。医療は進歩して少し前なら不治であった病気も治るようになりました。また人権意識は高まり、昭和には問題として認知すらされていなかった理不尽なハラスメントに声を上げることができるようになりました。しかし現在の社会にはそのような良い点があっても、社会に対する信頼感の欠如の方が雰囲気に大きな影響を与えているように感じます。

これからの令和の時代はどのような社会になるのでしょうか。できるならば不安定な生活を強いられている方々が安定し、そして底上げされ、中流層が再形成されることで社会に対する信頼感が取り戻されたらと望んでいます。できればあと20年くらい生きて、社会がどのように変化していくかを見ていきたいと思っています。

生命に関する倫理と同調圧力

倫理というと不変で変わらないものというイメージがありますが、実際には倫理も時代により変化します。生命に関する倫理の場合には、変化をもたらすのは医療技術の進歩です。

例えば終末期医療における尊厳死の問題があります。尊厳死は一般的には、本人の意思により不必要な延命治療を避けることを意味します。人為的に死期を早める積極的安楽死とは異なり、尊厳死は合法です。

尊厳死の問題は人を延命する医療技術が発達したからこそ生じた問題であり、かなり最近まで病人や高齢者が自分の口から食物を食べられなくなるということは、寿命が尽きたことを意味しており、皆それで納得していました。しかし現在は食物を食べられなくなっても栄養を摂取する技術が開発されたので、胃瘻等により年の単位で生きることは可能です。

これは私の個人的な感情であり、お叱りを受けるかもしれませんが、自分で自分の世話をできなくなり、行きたいところにも自由に行けない状態になったならば、それほど長生きをしなくてもいいかな、と私は思っています。少なくとも、病院で沢山のチューブに繋がれたような状態を長引かせるような延命はしないで欲しい、と思っています。このように思う人は多いのか、現在では尊厳死については、ほぼ社会的なコンセンサスが得られているように思われます。

しかし尊厳死には危険な側面もあります。今の私は延命治療を希望しないと考えていても、実際に尊厳死が問題となるのは死が迫った状態です。そのような状態において人間は死に恐怖を感じ、どのような状態でも生きていたいと思うかもしれません。

そして尊厳死が問題となる際に自分の意思を示すことができれば良いのですが、そのように弱った状態できちんと自分で判断して意思を示せることは、むしろ稀なケースでしょう。認知症があるケースは特に難しいと思われます。そのような場合にはどこまで治療するかを家族が決断することになりますが、そのような決断をすることは家族にとって非常に重く苦しいことです。

日本の社会は同調圧力が強い社会です。私は尊厳死には賛成しますが、そのような日本社会において、終末期医療について、一定以上に状態が悪くなった病人については治療しないことを社会通念としてしまうと、それとは異なる意思を示すことが困難になるのではないか、という懸念は持っています。

妊娠・出産に関しては出生前診断の問題があります。これも生命科学の進歩のために出て来た問題であり、従来は産まれてくるまで障害の有無は判りませんでした。そして技術的に判る術がないから出生前に悩む余地が無かったので、産まれてきて障害が判明したら、その時点で対応する他はありませんでした。現在においても、出生前診断ができる疾患はごく一部です。しかし将来はさらなる技術の進歩により、もっと多くの異常を出生前診断で知ることが可能となるでしょう。

出生前診断の問題はあまりにもデリケートな問題であり、ご夫婦の置かれた状況と考え方は様々ですので、良い・悪い、のいずれかに決められるものではないでしょう。ご夫婦がどのような決断をするにせよ、かなり悩まれた上のことですし、出生前診断を否定することは一面で女性の自己決定権を損ないます。

しかし少なくとも出生前診断を、マススクリーニングとして大部分の妊婦さんに対して行うことは危険に思われます。過半数以上の妊婦さんが出生前診断を受けることになったら、これも同調圧力により、それを受けない妊婦さんが怠慢であるように非難されることは想像に難くありません。またそのような状況下では、出生前診断で異常が指摘された場合に、それでも出産を選択することには、大きな困難を伴うことになります。またそのような社会的雰囲気の下においては、ターナー女性の生き辛さは大きくなるでしょう。

さらに出生前診断について最も大きな問題は、胎児は自分の意思を示すことができないということです。そのために出生前診断については自分の意思を反映することはできる尊厳死よりも社会的な抵抗感が大きく、一定の限定が必要であると考える人が多いのだと思います。

尊厳死についても、出生前診断についても、1つの社会通念が形成されると、それに従うように強制される同調圧力が過度となる恐れがあるという点が、日本における生命倫理に関する議論を複雑にしているように思われます。すなわち、生命倫理には絶対的な正解はないのに、1つの方向性に向かうと全体が同じ方向性を向いてしまい、異論が排除されてしまいます。それでは生命倫理の問題について議論の末に好ましい方向性を決定しても、運用の段階で弊害が出て来るでしょう。

また生命倫理を議論する際に経済面を持ち出すのは良いことではありませんが、実際には大きな要因です。高齢の方や障害をかかえる方を医療で支えるには莫大なお金がかかります。そして国自体の経済力が衰退しているなかで、その費用を負担することが困難となってきていますので、受けられる医療の範囲が狭くなる方向性になるように思います。

経済的な事情から高齢の方や障害を抱えた方（特に先天的な障害を有する方）に対する医療は控えるべしという社会通念が形成されたら、尊厳死に関連しても書きましたように、それでも医療を受けたいと願う者に対して、我儘だという非難が起こるという状況が予測されます。現在でも医療に関する費用を抑制する目的で、健康管理の自己責任の部分が過度に強調される傾向となっています。一時透析患者は金食い虫だという意見が話題となりましたが、それはそのような傾向を象徴しているように思われます。

しかし持って生まれた体質は人により異なるので、医療の問題に関して過度の自己責任を追及するのは酷であり、実態を見ていないように思われます。私自身が合併症を懸念しているターナー女性でありますので、そのような傾向にはとても不安を持っています。

ところで北欧諸国は高福祉で知られていますが、実際には生活の質がある程度以下になった病人や高齢者に対しては、医療の提供は控えられるようです。日本人の感覚からするとドライに過ぎるように感じますが、自分の生は自分で決定するという意識が強い国民性ゆえに、その国の内においては社会的コンセンサスが得られているのでしょう。また北欧諸国は文化として個人主義が強いので、そのような社会通念があっても、自己の考えを主張することができるので、日本で懸念されるような弊害が少ないのだと思います。

生命倫理の問題は明確な結論を出すことが困難です。今後尊厳死や出生前診断などの生命倫理に関する議論が日本においてどのような方向性に行くにせよ、同調圧力に従うのではなく、個人の意思と選択が尊重されるような柔軟な運用がなされることを望みます。

自己責任論をどこまで適応するべきであろうか

私が昔と変わったなど強く感じることの一つが、「自己責任」という概念がいろいろな場面で強調されるようになったという事です。20年程前から、「自己責任」ということが言われだしたように思われますが、最近ではそれが顕著ではないかと思われます。

誰でも大人になったら、自分の言動や生活態度に責任を持たなければなりません。そして自分の行いは結局自分の身に跳ね返ってくることは当然です。さらに言えば、自分に対して責任がとれることは人間の大事な尊厳でもあります。その範囲においては「自己責任」という考え方は当然です。

しかしながら、現実の生活において、私達が生活するにあたって抱える問題には、個人に責任を帰することができないものが多いように思われます。また失敗した場合に何のフォローも無いと、特に若い人がチャレンジをすることができなくなり、社会は萎縮するでしょう。

人が与えられる資質は個人によって本当に多様です。誰でも有利な資質と不利な資質を有しており、与えられた資質の範囲内で、最善を尽くして自己実現をしようとします。そして、それはとても大切なことです。

でも人生には、そのように最善を尽くしても如何ともし難い問題が明らかに存在します。例えばもっと恵まれた資質、例えば頑健な身体、高い知的能力、美しい容貌などがあれば、自分はもっと幸せになれたかも、ということは誰しも考えることでしょう。

もっと深刻な場合として、生れつき障害を持っている、極端に貧困な環境にいる、家庭環境が劣悪であるなどの問題を抱えることもあるでしょう。そのような問題は現実として個人の力では解決することが困難であり、社会がフォローする必要があります。

現在の社会において自己責任論は、自己の行為に尊厳をもって責任をとるというよりは、社会的弱者を切り捨てるために利用されているように感じます。これは国が貧しくなって社会に余裕が無くなった為であるかもしれません。

「自己責任」という言葉は魔法のようなもので、それによって、困難な状態にある個人を、周囲の援助から切り離し、排除します。すなわち「自己責任」と言われた瞬間に、周りから見捨てられた状態になります。

責任という言葉は英語では“responsibility”であり、これは対応（response）する能力（ability）という意味です。人生には個人では対応できない問題が多くありますが、現在の「自己責任論」は、そのことに目を向けていないように思われてなりません。

困難を抱えている個人を包摂することは、社会の治安を保つためにも必要なことです。現在増えている無差別の犯罪には、周囲を巻き込んだ拡大自殺を図っているような性質を有するものがあるように思われますが、社会から疎外されたという感覚はそのような悲劇にも繋がります。

特に人の命に係わることや、医療においては、特に自己責任論は不適切ではないか、と私は考えています。

病気になったときに、その人の生活態度に原因がある場合には公費をかけることを控えるべきではないかという意見がありますが、私はそのような考え方に対して冷たさを感じてしまいます。これは私論ですが、私は病気というものは人生の本質的な苦しみであると思っていますので、それに対してはできるだけ広く救済を与えて欲しいと思っています。

そもそも病気になりたいと本気で思う人などいないと思いますし、例外的な場合を除いて、健康に留意してもなお病気に罹ってしまうものです。私が世間知らずだからこのような認識となるのだ、というご批判があるだろうということは判っていますが・・・。病気になりたいと望むほどに絶望して不摂生をしている人には、医療以外の援助が必要であるように思われます。

自分に関してみれば、ターナーという体質故に悩ましいことは多々ありますが、それは「責任」という言葉には馴染まないものです。私がターナー体質であることは全くの偶然であり、自分に何らかの「責任」があるとは考えていません。

しかし現実的には私はターナーという体質にまつわる多くは不利益である事柄を、自分で引き受けなければなりません。良いことも悪いことも自分の資質を受け入れるのが大人の態度ですから、それは当然です。しかし社会から、ターナー体質に由来する合併症などについて理解してもらいたい、少なくとも「自己責任」という言葉を使って欲しくないと思っています。これはシニアに近くなって、健康不安が出てくる年齢である故の繰り言ですが・・・。

ターナーの症状の出方は本当に多様であり、ターナー女性の方やターナー女児を養育されている親御さんは健康の問題、社会生活上の問題など多くの不安を抱えておられると思います。過剰な自己責任論がそのような不安をあおったり、ターナー女性やターナー女児の親御さんを苦しめることがないことを望みます。

国が貧しくなるということ

このところ物価があがり、何でも値上げのラッシュでお金のやり繰りが大変ですね。特に電気代の上がり方には驚いてしまいました。このような状況下では家計のやり繰りも大変ですが、国の財政はどうなっているのだろうと気になります。そのようなことを考えていると、いろいろな点で日本という国全体がだんだんと貧しくなってきているのではないかと感じます。

それには少子高齢化の影響も大きいでしょう。ところでＰＬＡＮ75という映画がカンヌ映画祭で賞をとりました。その映画は75歳以上の老人に、安楽死を合法的に選択できるシステムであるＰＬＡＮ75が導入された社会を描いた作品です。高齢化が進むことの対策として国がＰＬＡＮ75を推進する中で翻弄される人たちが描かれており、今の世相を考えると妙に怖いリアリティーがあります。

ちなみにこの映画に対する海外の反応として、フランスだったらこのような法案が出たらデモなどが発生して大騒ぎになるというコメントがありましたが、この作品の中でＰＬＡＮ75が受け入れられているように描かれているのは、日本人の国民性によるのかもしれませんね。

社会保障費を子供に割り当てるか、老人に割り当てるかについては現実に社会的な議論の対象となっています。そしてそれは世代間の闘争に近いものがあり、作家の五木寛之氏などは「嫌老社会」などという言葉を生み出しました。その議論になかなか答えは出ないでしょうが、結局は日本が貧しくなり、お金を使う財源のパイが減少しているので取り合いになっているというのは確かでしょうね。

国が貧しくなり余裕がなくなると、所謂「社会的弱者」である子供、老人、病人、障害者等にしわ寄せがきます。他人の力を借りずに自分の力で生きていける強者は、そのような社会となっても受ける影響は少ないでしょうが、弱者は社会の支援がなければ生きていけません。そのように余裕がない社会は弱肉強食の世界であり、本質的な「人間性」を欠いていると私は思いますが、国が貧しいとそのような状態が強いられることになります。動物は自然に従って生きて弱い個体はなすすべが無く死んでしまいますが、それに対抗して弱い個体も生かそうとするところに「人間性」があるのではないか、と私は考えています。

老人に対する年金が無くなったら、働けなくなると同時に多くの老人の生活は成り立たなくなるでしょう。旧ソ連（現在のロシア）で社会主義の国家が崩壊した際には社会保障がめちゃくちゃとなって老人の年金も支払えなくなり、平均寿命が5年も短くなったという話を聞いたことがあります。

子供についても各種の医療費手当がなくなると、家計への負担が増して受診を控えざるを得ないという問題が発生するかもしれません。しかしそれは未来を担う子供にとってあってはならないことです。また教育に対する支援が減ると経済的な理由により進学を断念する子供も増えるでしょう。

障害者の方については、数年前に相模原の「津久井やまゆり園」の悲惨な事件が起きましたが、そのような事件も社会がゆとりを無くしていることが根本的な原因であるように思われます。

全体的に現在の社会はゆとりを無くしているために、弱者に対する寛容性が失われているように感じます。それは皆が自分の生活に精一杯で、弱者である他人に対して支援をする余裕がないためでありましょう。また病気や貧困で困っている人に対して自己責任が問われる風潮が強まっていますが、誰も好んでそのような状態に陥るものではありません。自分が強者であると思っている人でも、病気や事故でいつ弱者になるかは判らないので、弱者となっても安心して生きていける世の中になれば良いと個人的には願っています。しかし日本が経済的にますます厳しくなっていることを考えると、そのような願いからは遠ざかるような気がします。

社会保障の中でも特に医療については人の命に直接に関わるので、国の経済状態が悪化しても現在の水準を保って欲しいと個人的には願っています。そのような思いを持っているのは自分がターナー女性であることも関連しているかもしれません。

ターナー症候群の治療において成長ホルモンの投与は、ターナー女児の将来の生活の質の向上のために絶対に必要です。成長ホルモンを投与しなくても生命に関わることはないから、全額自費負担などということになれば、治療の手段があっても現実的にはその恩恵にあずかれないでしょう。また成人したターナー女性には女性ホルモンの投与が長期に亘って必要であり、その投与は二次性徴を引き起こすだけではなく、骨密度の増加や血管系の健康という観点からも必要です。女性ホルモンの投与を行わなくても大した影響はないなどとして、健康保険の適用から外されることになったら、ターナー女性の健康が損なわれます。

国が貧しくなって余裕がなくなると、いろいろな名目をつけて私たちの生活に対する補助が削られますが、そのような余裕のない状態は弱者を社会から阻害することに繋がります。そして日本は同調圧力が強いために、一旦弱者への支援を切り捨てるとなると、それに反対することは「我儘」とされ、異論が排除されることがとても怖く感じます。

バブル経済が弾けて失われた30年などと言われていますが、早く日本が経済的に持ち直して欲しいと思います。弱者が疎外されずに安心して生活できる人間的な社会を目指すには、現実問題として経済的な裏付けが必須であろうと私は考えています。

ですからこれまで述べてきた問題は、国の経済を回復させて経済的余裕を取り戻すことでしか根本的には解決できないでしょう。でも政治の力でもってさえも、長期間の経済の停滞を解決できないのが現状です。大げさな言い方をして不快感を与えてしまいましたら申し訳ありません。私は非力ですがせめて選挙で良く考えて一票を投じたいと思っています。

ゲノム編集技術とデザイナーベビー

ゲノム編集という言葉をご存じでしょうか。ゲノム編集とは生物のゲノムＤＮＡの特定の塩基配列を狙って改変する技術です。そのような改変を達成するためには、標的となるＤＮＡに特異的に切断する核酸分解酵素（ヌクレアーゼ）が必要となります。そのような酵素を含むゲノム編集システムとしては、CRISPR/Cas9（クリスパー・キャスナイン）というシステムが最も優れており、汎用的に使用されています。CRISPR/Cas9は、遺伝子の中の特定の部位を特異的に切断することができる、遺伝子のハサミのようなものです。この技術が開発されたことにより、私達は簡便にゲノムを編集する技術を手に入れました。

ゲノム編集技術に関しては、医療における新たな治療方法となる可能性について最も関心が持たれるでしょう。ターナー症候群もゲノム編集で根本的に治療できればいいなと心から思います。調べてみたところ、Ｘ染色体の数の異常を伴うターナー症候群のモデルとなる動物を作製したという報告があるようです。

しかし実際の人間におけるターナー症候群の治療となると、全細胞の染色体を変えるためには、受精卵の段階でゲノム編集を行わなければならないと思われるので、現在生きているターナー女性の根本的な治療とするのは難しいかもしれません。またX染色体の欠損している部分は個々のケースで異なるので、究極的なテーラーメイド医療となりそうです。そのようなハードルを乗り越えてターナーを根本的に治療するには、まだ多くの時間が必要であり、さらなる技術の進歩が望まれます。

ところで受精卵のゲノム編集に関連して、「デザイナーベビー」の問題が指摘されています。デザイナーベビーとは、受精卵の遺伝子をゲノム編集により操作することにより、親の希望に叶った、髪の毛や肌の色、体力、知力を有する子供のことです。デザイナーベビーは望んだ性質の子供を欲しい、という親の希望を叶える点にメリットがあります。

一方デザイナーベビーのデメリットとして、受精卵の遺伝子を操作することへの安全性への懸念（特に生殖細胞の遺伝子の操作は、世代を越えて影響が及んでしまうことが考えられます）や、社会的に恵まれた富裕層のみがその恩恵をうけるのではないかという懸念が指摘されています。

そのような問題の他に、ヒトの受精卵の遺伝子を操作することが当然のように行われ、デザイナーベビーが一般化した社会においては、社会や人間の在り方が根本的に変化するのではないか、と私は考えています。

私達は生きていくにあたって、自分の資質や特徴を自覚し、それを活かして可能な限り自己実現しようと努力します。その際に最も強い制限となるのは、先天的に「持って生まれた資質」であり、それにより私達の人生は制限されます。そのためにどのように恵まれた人であっても、全ての可能性が開かれているということはあり得ません。そして良い・悪いという問題ではなく、人生とはそのようなものだ、と納得して私達は生きています。そして「持って生まれた資質」の制限の中で懸命に生きていると実感した時に、人は満足し幸せを感じるのではないのではないか、と私は考えています。

もちろん遺伝的な病気の治療などは、この範疇に入るものではありません。病気の治療は理不尽に負わされたマイナス要因を無くすものであり、公平なスタートラインに立つために必要なものです。

デザイナーベビーが一般化した社会においては、自分ではなく親の意思であるとしても、先天的な資質による制限というものは無くなるか、少なくとも薄れると思われます。そして「持って生まれた資質」の範囲内で幸せや自己実現を図る、という考え方は意味がなくなります。これは余り言われていないことかもしれませんが、そのような意識の変化は社会の在り方を根本的に変えるものであるように私には思われます。

作家の栗本薫さんが40年も前に書いたSF小説に「レダ」という作品があります。この小説は個人の自由な選択が全て許容され、容姿さえも全身整形して美男・美女になることができる、という未来のユートピア社会を描いています。そしてそのような社会に生まれたイブという少年が、レダという女性と出会うことにより自我に目覚めるという内容です。その中で少年イブが、自分が持って生まれた資質が優れたものではないと悩み、以下のように考える場面があります。少々長いですが、以下のカッコ内はその小説からの引用です（早川文庫版、第1巻、46ページ）。

「だがーとぼくは考えたのだ。十五の子供にだけ可能なような深刻さで。整形などしたってぼくがこういう手持ちの札でこういう材料ですべてをはじめなければならなかった、ということだけは、決してかえようがない。与えられたぼくが劣等なのであるとしたら、ぼくの選びとる顔や資質がいかに非のうちようがない模範的なものであったところで、それは劣等にすぎないのではないか？」

これ程までに人は持って生まれた資質により縛られますが、デザイナーベビーはその制限を乗り越えるものであり、昔のSF小説などを軽く凌駕しています。宗教的な表現となってしまいますが、神様が各自に与える「分」というものが存在しない社会において、人間が生きる意義はどのようなものになるのでしょうか？　持って生まれた資質という枠があるために、その枠を基準として人間は幸福を感じられるのかもしれません。するとそのような枠が除かれた社会における幸福がどのようなものになるか、ということを想像するのは、なかなかに難しいように私は感じます。

またデザイナーベビーに与えられる「優れた資質」というものは、その時の社会において適応し易い資質にすぎません。多くの人がデザイナーベビーとして生まれてくる社会においては、人間の個性や多様性は乏しくなると思います。しかしそのような均一的な個人のみが存在する社会は、いろいろな変化に対する耐性が乏しく脆弱であるように思われます。

遺伝子を人為的に操作することは、ヒトの領域を超えるものであるので倫理的に許されない、と言われることがあります。デザイナーベビーの倫理的な問題には、「持って生まれた資質」さえも人間が超えることが果たして正しいのか、そこまでの自由を人間が持つべきであろうか、という恐れがあるように思われます。現在の学会の認識や世論は、そこまで私達が自由になるべきではないというものが一般的であるようです。しかし50年後、100年後はどのようになるだろうか、と私は想像します。私が書いたこの文章は、100年後には「昔の人は何でこんなくだらない考え方をするのだろう？」と思われるものとなるかもしれません。技術の進歩によってもこのような事項に関する考え方は変わり得るでしょうが、その未来を私は見ることはできないことが少し残念です。

3世代の28歳の女性に架空のインタビューをしてみました

私は、このたびタイムマシーン（想像上）の発明に成功しました！ そこで1964年（昭和39年）、1991年（平成3年）、2019年（令和元年）に飛びまして、各時代の28歳の女性に架空のインタビューをしてきました。

1．1964年（昭和39年）にお会いした道子さん（2020年代で約90歳）のお話

え、28歳の女性にインタビューされているのですか？　私なんか平凡な女で特に話すことなどないのですが。平凡な女性のお話を聞きたいとおっしゃるのですか。なら私でも宜しいのかしら、お話ししましょう。

私は23歳で結婚しましてね、今は2人の子供を育てています。短大を卒業して家の手伝いをしていたのですがね、道子も良い齢だからと親戚から今の主人とのお見合いのお話が来まして、それがご縁で結婚したのですよ。実は私は4年制の大学へ行って学校の教師になりたかったのですが、父が女には学問はいらないという人で、その夢はかないませんでした。

主人は銀行勤めでまあまあのお給料を頂いています。銀行ならまず倒産の心配とかないでしょ、有難いことだと思っています。でも主人の仕事は本当に大変で月曜日から土曜日まで朝から夜遅くまで外にいて、家に帰っても寝るだけなのですよ。ノルマも厳しいようで。妻としては主人の健康が心配です。

私の方も2人の小さい子を育てるのは本当に大変で・・・子供が産まれてから満足に寝たことなんてありません。でも子供の夜泣きで起こしてしまいますと主人に怒られますのでね、本当に気を使います。それでも今は洗濯機とか掃除機とかね、高度経済成長で便利な家電が普及しましたでしょ、昔と比べると家事は楽になったと思いますよ。

この正月に主人の田舎に里帰りしたのですが、舅が昔気質で家電など入れないという家でしてね、里帰りをするといつも大変な思いをします。それに田舎ではまだ古い風習が残っていまして、女は男の後でないと食事ができないとか、風呂も女は残り湯しか使えないとかね、まるで戦前ですよ。だから本当に里帰りは気が進まないです、あ、これはここだけの話ですよ。

ここまでお話ししたのだから、本音を言ってしまいましょうかね。主人は仕事に忙殺されて家庭のことは私任せです。男の役割と女の役割は違っているのだから仕方ないのは判っています。でもね、たまに主人の心の中に私って存在しているのかしら、と思ってしまうのですよ。

2．1991年（平成3年）にお会いした智恵さん（2020年代で約60歳）のお話

28歳の女性にインタビューをしているのですか？　面白いことを言えるかなあ？　まあ、私でよければ協力しましょう。

今は男の子1人を育てながら専業主婦をしています。夫とは職場で知り合ってね、はい、いわゆる職場結婚です。結婚したのは26歳の時で、すぐに子供ができました。夫は家のことに比較的に協力的で、私が大変なときは家事をやってくれますし、子供のおむつも替えてくれます。まあねえ、男の人だから協力といっても、気が向いたときに子供を構ってくれるだけですけれどもね。結局子育ての責任は全て私が負わなければいけないのですよね。ええ、妊娠前に想像していたよりも実際の子育ては本当に大変で、夫が協力するというのではなく一緒に責任を持つという意識で育児に向き

合ってくれたら良いのですが、男の人にそこまで期待するのは無理というものでしょうねえ。夫にあんまり言うと、義母から怒られてしまうのですよ。昔とは違うのだから、古い感覚で困ってしまいます。

ああ結婚前の話ですか、私は証券会社の一般職で勤務していましたが、結婚を機に退職しました。証券会社の一般職は一生やるような仕事ではないと思っていたので、元々遅くても28歳までには退職しようと思っていました。会社も一般職が長く勤務することを望んでいないのは明らかだったし。そうそう、一般職の女子社員の制服ってそれが露骨に表れていると思いませんか。デザインからして20代でないと、到底似合うものではないし、制服が似合わなくなる年齢になっても居残っているなんて、絶対に嫌でした。だから職場でどの男性と結婚すれば一緒に生活して幸せか、本当に懸命に見定めました。それで今の夫と結婚しましたのですが、ここだけの話ね。

雇用機会均等法で少し前から、会社は女性の総合職を採用するようになったけれども、私達一般職女性には全く変化がなかったですね。総合職の女性達は、学歴は凄いし、そこいらの男性社員と比較にならないくらいに優秀なことは直ぐに判ったけれど、彼女達は一般職の私達を同じ人種だとは思っていませんでした。会社を辞めた今考えると、総合職の彼女らは男性社員とも私達とも異なった存在で孤立していたし、ロールモデルがいないので大変でしょうね。でも20～30年後には、私みたいに普通の女がずっと仕事をしながら子供を育てられる時代になると思いますよ。

3．2019年（令和元年）にお会いした麗華さん（2020年代で約30歳）のお話

へー、28歳の女性へのインタビューなの？　でもなぜ28歳なの？　女性がライフスタイルを選択する年齢だから？　何だか面白そうだから協力するわ。

私は周りのお友達と比べると結婚が早くて、第一号でした。旦那は大学時代のサークルの仲間だったの。だから就職するときに離れ離れになって長距離恋愛になっちゃうかなと心配したけれども、そうならずに済んで本当に良かったわ。

今は産休が終わって職場に復帰したばかりです。旦那にも育児休暇をとってもらおうと思っていて、本人もそのつもりだったけれども、旦那の勤め先は認めてくれなかった。まだまだ駄目ね。

私は産休を取る前は外回りの営業の仕事をしていてね、自分で言うのは何だけれども、かなり成績は良かったの。ベテランの人を抜いて何度も売り上げ上位になって、かなり上司にも目をかけてもらっていたのよ。

でも外回りの営業の仕事は席が暖まる暇もないくらいに忙しいし、スケジュールをお客様の都合に合わせなければいけない。夜も遅くなるから保育園のお迎えになんか間に合わないでしょ。それに子供はいつ熱を出すか判らないから、休みが取りやすい環境でないと、とてもじゃないけれども仕事と育児の両立なんて無理だと思ったのよ。だから産休明けは営業ではなく内勤の事務職に変わりました。いつかまた、営業の前線にもどれるかなあ。でも子供は可愛いから、後悔はしていませんよ。

はい、子供を育てながらフルタイムで仕事をするのは、もう想像以上に大変よ。旦那も育児に協力するのではなくて、夫婦で一緒にやろうと言ってくれています。でもやっぱりいろいろな場面でこの人にとって子供のことは「自分事」ではないと思っているのを感じてしまって・・・。やっぱり子供が産まれてから夫婦喧嘩が増えたなあ。お互いに意識して、思っていることを口にして話し合っているから、何とかなっているのだと思う。旦那も仕事が忙しいのは判るし、私も一杯一杯なのでお互いに余裕が無さすぎるのよね。私の実家か義実家に助けてもらいたいんだけれども、どちらも遠いので頼れない・・・。

こんなキツイ状態って絶対に無理ゲーだし、子供の数が減って当然だと思う。本当はもう一人子供を欲しいけれど、諦めるしかないのかなあ。お金のことを考えると私が仕事を辞めると生活が回らないし、本当にどうにかならないかなあ。何だかインタビューだか愚痴だか判らなくなってごめんね。とりあえず先のことはあまり考えずに毎日を乗り切るわ。

昭和、平成、令和の28歳の女性について、皆さまはどのように思われましたか？　どの時代の女性が一番幸せでしょうかね？　私の母の世代の道子さんは本当に大変であるように思われます。女性に対するジェンダーによる束縛は減ってきたように思いますが、その一方で、女性の役割が増えた分、今は昔とは違うキツさがあるかもしれません。

なお上記の架空インタビューには特定のモデルは存在せず、あくまでも私の想像上のものであることを申しあげます。この架空インタビューの登場者の発言に不快感を覚えられることがありましたら、ご容赦下さい。また、育児に対する夫婦の向かい方の変遷を書きたかったので、３人とも既婚で子持ちという設定にしたことをご理解下さい。

6. 人間関係の取り扱い説明書があればよいな

コンプレックスと対人関係

私は小学生時代に背の低さを揶揄されることが多く、その頃から対人関係全般に苦手意識があったように思います。11歳から13歳くらいの頃は、周囲の同年代の子と身長の差が最も大きかったので、人前に出るのを苦痛に感じていた時期がありました。その年齢になると揶揄されることが嫌というよりは、背が低い自分の姿を見られたくないという気持ちがあったように思います。

15歳くらいからは次第に身長はキャッチアップしてきたものの、その代わりに女性らしくない体形が気になるようになりました。周囲の皆は段々と女らしく綺麗になって来ているのに、私はなぜそうなれないのだろう、という思いに悩まされました。

身長や容姿にコンプレックスを抱いていたために、私は自分に自信が持てませんでした。そしてそのような思いは、こんな自分が他人に受け入れられる訳はないという気持ちに繋がり、人間関係全体に対して臆病になったように思います。いい加減に歳を重ねた現在でも、そのような気持ちは私から無くなることはなく、自分が他人に受け入れられているか、ということに関してかなりナーバスです。

但し歳と共に図々しさも身に着けましたので、若い頃よりは大分楽になったと思います。またこれまでの社会経験から判ったこともあります。しかしこれは、あくまでも私の個人的な考えですので、読んで違和感を持たれましたらお許し下さい。

どんなに人格が優れている人でも、全ての他人に好かれて受け入れられることなどあり得ず、自分の人間性や考え方は、ある一定の割合の人にはどうしても拒絶されます。寂しいことですが、全ての人から好意を得ることを望むのは無理な話です。

一方自分が考えている程には、他人は実際には自分に関心を持っていません。誰でも孤立して生きていくことは困難でありますが、自分を理解してくれる人の数はそんなに多くある必要は無く、数人の家族や友人がいれば十分なのかもしれません。そのように考えることは、他人に映る自分のイメージを気にしすぎる過剰な自意識を持つ私にとって、大きな救いとなりました。

他人を気にしても、結局は自分の個性を受け入れてくれる人とは仲良くできるし、相性が悪い人とは可能な限り距離を取って気にしないようにする、と割り切る他は無いように思います。大人になると人間の基本的な考え方やスタンスはもう変わりませんから、自分と相いれない人と無理に距離を縮めようとしても、良い結果を得ることは極めて稀です。人の個性は様々でも性格を幾つかのパターンに分けることができるので、ある程度の年齢になると、自分と相性の良い人と悪い人を、会ってから短時間で区別できるようになります。

また自分がどのように思っても、他人の気持ちや思考をコントロールすることはできません。だから他人に受け入れてもらえるかどうかを気にする前に、関係を築きたい人がいるならば、まず自分が働きかけてみる他はないように思います。

このようなことはだれもが大人になっていく過程において、意識的にせよ無意識的にせよ気づくことであり、このような気づきによって人格が成熟していくように思われます。

医療的には「ターナーだから一般人と違う」ということは真実でありますが、ホルモン剤の投与により身体的な症状を改善することができます。

しかしそれに留まらず、低身長や二次性徴の不全は低い自己評価につながり、ターナー女性の社会性の発達に影響を及ぼしてしまいます。「ターナーだから他人と違う」という気持ちは非常に厄介なものであり、精神的な成熟を阻害します。ターナー女性がそのような体質に生まれたことは全くの偶然ですが、その偶然が「なぜ私に起こったのか」という思いには解答がなく、ターナー女性のコンプレックスに対して有効な特効薬はありません。人は因果応報を好み、全ての現象に原因を求めるものです。しかしターナー症候群を持って生まれてきたことのように、特に原因がない場合には、気持ちを持っていく先が無いので辛く感じます。

実際シニアに近い年齢となった今でもなお、ターナー女性ゆえのコンプレックスは私の中に存在しています。そしてそのせいか、もうアラ還の年齢にも関わらず、私は人間関係に不器用であり、何とか通常の社会生活を営んでいるものの、お世辞にも社会性が高いとは言えません。

しかし一方で、「他人と違う」というコンプレックス故に悩んだターナー女性は、そのような悩みのない方よりも、人間関係の問題について深く考えて、自分にあった人間関係の在り方を見出すのではないでしょうか。それは人格を作るうえで重要なバックボーンとなりますので、徒に悩むよりは、課題として取り組むような気持で向き合い、精神の糧としていただくことを願っています。

自分と他人が違うということ

自分と他人が違う存在だ、ということは当たり前であるように思えて難しい問題ですよね。

人は皆異なった資質を持って生まれてきて、人生において異なる経験をします。そして、その結果として各自の考え方、個性、人格が形成されます。ですから家族でもどんなに仲が良い友人同士でも、完全にお互いに理解をするということは不可能です。このように言い切ってしまうことは寂しいことであり抵抗がありますが、それが自他の境界線というものです。

このように自分と他人は異なった存在であるということを認識することは、大人になる上でとても大切なことです。子供は自分と他人の差を理解することができず、お友達も自分と同じように考えると思い、それを疑いません。そしてお友達が自分と異なる意見を持っていることを知ると、仲違いをしたりしますが、成長するにつれて他人との境界線を理解します。もっとも大人であっても自分と他人の境界線に気が付かないために、直接の利害関係が無いことであるにも関わらず、意見が異なるために争いになることはしばしばあります。

ところで世の中には「入れ替わり」がテーマとなった物語が数多くあります。比較的最近に「サイコな二人」という高橋一生さんと綾瀬はるかさんが主演したテレビドラマがあり、面白く視聴しました。このドラマの中で二人はもともと対立する立場であったのに、入れ替わることによりお互いを理解するようになり、惹かれていく過程の描き方が秀逸で感動しました。この物語のように人間が入れ替わって他人の人生を生きてみることができたらお互いに理解できるのに、と考えることがあります。しかしそれは不可能なので、他人の立場を想像力で補って推察するしかありません。

私は自分の人生の主人公は自分であると信じていますし、自分で人生のハンドルを握って生きていくことを大切に思っています。しかしそのような生き方は、自分の人生の全責任を一人で背負っていくことを意味し、正直に言えばその重さと困難さも感じています。実際に自分が仕事や人間関係などで辛い思いをしても、それらを自分一人で処理することはなかなかに大変です。また私のような考え方は孤立を招きがちですので、その点についても注意が必要です。

さらにこれは完全に私の個人的な意見で異論も多々あるでしょうが、人生の真の苦しみ、例えば病気や死の苦痛や悲しみは、家族ですら本当には分かち合うことはできないのではないか、と私は思っています。大げさな言い方ですが、私が死ぬことは私にとっては全てが終わることを意味します。しかし私を大切に思ってくれる人にとってさえも、私の死は本質には他人事であり、一時は悲しんでくれたとしても、次第に忘れるものです。そして私にとって寂しいことであっても、本当はとても健康的であって正しいことです。

このように人は誰でも皆、自分のオリジナルなストーリーを生きています。すなわち誰でも自分の資質で許される範囲で幸せになろうと望み、そのために懸命に考えて努力をします。私は多くの欠点を持ち、人生において悔やむ判断の誤りはありましたが、その都度ベストを尽くしてきましたし、少なくともそのつもりです。

それは誰しも同じことだろうと思います。私のことを嫌っている人、私と意見が合わない人はいます。それはその人のストーリーにおいては、私の行動や考え方が受け入れ難いということであるので、その人にとっては私を否定することは必然なのでしょう。そのように考えるようになってから私は、他人の行動そのものに対しては良い悪いという意見は言っても、人格そのものに対しては心の中でも、特にネガティブな評価をすることを避けているつもりです。

ここで最も大切なのは、自分のストーリーと他人のストーリーは等価に大切であり、自分のみが特別と考えることはできないということです。「自分のストーリー」という考え方が、自分のみが正しいという意識と結びつくことはとても危険です。他人を尊重するからこそ自分も尊重されるという大前提があり、それ故にこのような考え方により「多様性」が正しく尊重されるのです。

回りくどく書いてしまいましたが、特に若い方には、自信を持って自分のストーリーを生きて欲しいと思います。他人と意見が異なっても、その人が生きているストーリーが自分のストーリーと異なっているだけだと思えたら、他人の眼を必要以上に気にすることもなくなり、生きることが楽になるかもしれません。

なおターナー体質については、それは私の資質の一部であり、それを抜きに私の人生のストーリーを作ることはできませんでした。この問題は一般的にいう「多様性」の範疇には収まらない重要な問題でした。そのために私の人生において、何故あの人はそのような選択をするのだろう、と周囲から疑問に思われたこともありました。

人によるかと思いますが、ターナー女性はその体質のために、人生のストーリーを作るにあたって、一般的でない選択をすることもあるかもしれません。そのためにターナー女性は、普通よりも自覚的に自分の人生を考える必要があるかもしれませんね。でもそれが自分にとってベストであると思うならば、自信を持って歩いていって欲しいと思います。

孤独と孤立について

人との繋がりに関して最近、人間の「孤独」や「孤立」の問題がクローズアップされているようです。

「孤独」と「孤立」は似ていますが、概念として微妙な差があります。「孤独」は他者と繋がりが少ないので寂しい、という気持ちを表す言葉です。一方「孤立」というのは他者との繋がりがない、という状態そのものを表す言葉です。

人間は一人でいるとどうしても孤独感や寂しさを感じます、そしてその感情には、自分の感情や体験を誰かと分かち合いたいのに、それが叶わないという思いが含まれているように思います。

人間は一人でもいろいろなものを楽しむことはできますが、それを分かち合う他者が居れば、その他者を云わば鏡のような存在として、自分の体験や感情を確固たるものとして認識できるのではないかと思います。例えば一人でもお芝居を鑑賞して楽しむことは可能ですが、その感想を終演後に友人と語り合うことが出来たら、そのお芝居の印象は強く残り、楽しさは増すでしょう。また他人と分かち合った経験は、後になっても昔話として再現することができます。

但し他人と共にいるから孤独感がない、という訳ではないのが難しい点かもしれません。他者と物理的に一緒にいても感情的に共感できることがなければ、一人でいるよりもさらに孤独感は強まるでしょう。その意味でパートナーでも友人でも、共感できる他者がいるということは、かけがえのないことであり、非常に幸福なことであると思います。

なお「孤独」はそれを苦痛に感じる人にとっては大きな問題ですが、一人の時間は自分を内省する機会を与えるなどポジティブな面もあるのではないか、とも個人的には感じています。

一方「孤立」は社会的な問題であるように思います。「孤立」した人は、病気などの人生の危機的な状況において、助けてくれる人がいないなどの問題に直面します。その意味で「孤立」の問題は、特に単身世帯においては、生活の安全に関わる問題であると思います。私自身が独身でシニアと言われる年齢に達したせいか、そのことを切実に感じます。

そのような「孤立」に関わる問題に対して最も大切なことは、血縁の有無に関わらず、いざという時に助けてくれるような人間関係を構築しておくことでしょう。また行政は相談窓口の設置など、一定の解決手段を提供しています。さらに一人暮らしで急病や突然死が不安だという場合には、民間の見守りサービスもあります。自分が孤立しており、そのことに不安を感じる場合には、そのようなサービスの利用を検討するのも良いかもしれません。いずれにせよ一人暮らしの者が「孤立」の問題を解決するには、自分で努力することが必要であるように思われます。

加えてある程度高齢になると入院する機会も増えるでしょうが、その際に親族の保証人を立てることが求められますし、施設などに入居する場合も保証人が必要となります。これは完全に個人的な意見ですが、そのようなハードルがもう少し低くなれば良いと感じています。

そのように「孤独」と「孤立」は異なったものですが、孤立している人は孤独感を持ちやすいと思われます。そして「孤独」と「孤立」を避ける手段として最も一般的であるのは、結婚などによりパートナーを得ることでしょう。

私の母（昭和初期生まれ）の世代では、ある年齢になると親戚等がお見合いの話を持ってきて、それを機会に結婚をすることが一般的でした。私の世代では典型的なお見合いは減っていたものの、職場などがその代わりを務めていました。しかし今はそのような「結婚相手の紹介装置」は機能していません。

私の母親の時代には女性が生活の費用を稼ぐことは困難であり、生きていくためには結婚することが必須でした。しかし今は女性でも自立できる職業に就くことが普通にできるようになりました。よって「生活のための結婚」をする必要はないので、今の若い方には、真に心の通じ合うパートナーを得て欲しいと思います。

一方でこれは独身である私の個人的な意見ですが、パートナーが居なければ幸せになれない、とも思いません。孤独感に対する耐性と孤立に伴うリスクをコントロールする手段があるならば、自由度の高い人生を楽しむことができます。しかしそのようなライフスタイルが合っているかは、個人の資質・性格によるであろうと思います。

また現在は「孤独」や「孤立」の問題は自己責任になっているように思われますが、それは多くの個人にとってかなりキツイことではないでしょうか。パートナーを得られるかを含めて、どのような人間関係を構築できるかという能力には、かなりの個人差があります。孤独になるかどうかは、コミュニケーション能力も大きな要因となるでしょう。

しかし「孤独」や「孤立」のような人間の本質に関わる問題に、「勝ち組」と「負け組」に分かれるような競争原理を適応し、その結果を個人に帰することは不適切であると私は感じます。なおこれには異論をお持ちの方も多いかと思いますが、完全な私論ということでご勘如下さい。

ところでターナー女性は恋愛・結婚に対して、一般女性よりも少しだけハードルが高いかもしれません。私もそうでしたが、体質を考えると臆病になってしまう場合も多いかと思います。でも自分が求める幸福の形やライフスタイルに向かって、躊躇することなく進んでいって欲しいと思います。

7. 人生において仕事をどのように位置付けるか

独身で仕事をする人生

現在の仕事についてもう25年程になります。書いてみて長いことやってきたなあ、と改めて感じています。

私が今就いている仕事は法律系の専門職です。しかし多くの人が法律系と言われて思い浮べるような花形の職種ではなく、世間ではあまり知られていないニッチな職種です。

その仕事を始めたのは比較的遅く、30代に入ってからです。それまでは全く違う仕事に従事していました。しかしそれで一人前になる目途がたたず、仕事の方向転換をしました。大学の専攻などが似たバックグラウンドである私の友人が他の仕事からこの仕事を始めたのを知り、興味を持ったのです。

私は現在の仕事を全くの未経験から始めましたので、法律系の事務所にアシスタントとして雇用してもらい、見習いをしながら実務を覚え始めました。一方でこの仕事は国家試験に合格して資格を取得しないと一人前と認められないので、仕事をしながら夜に資格試験の専門学校に通うという生活をしました。

そのような生活は体力に乏しい私にとって厳しいものでした。また、それまで法律に全く馴染みがなかった私にとって、法律の勉強そのものに馴染むのに時間がかかりました。そのために優秀な方なら働きながらでも2年程度の勉強で合格するのですが、私の場合には8年もかかってしまいました。合格したときには嬉しいというよりは、ほっとしたという気持ちが強かったです。

ところで私にとって仕事は、まず第1に「生活の手段」です。女性が独身で生活をしていくとなると、当然に自分の生活費を稼がねばなりません。仕事で稼げなくなったら生活が成立しなくなって生きていけなくなる、という恐怖心が私を駆り立てていたことは確かです。私の場合には自分一人のことですが、男性の方は多くの場合自分自身ではなく、家族の生活も背負っているので、そのプレッシャーは本当に大きいであろうと思います。

今はかなり変わりましたが、私の若い頃には、福利厚生などが充実して安定性がある大企業で勤め上げることができるのは男性の特権である、というような風潮がありました。そしてそのような企業では女性はアシスタントに留まらざるを得なく、30歳を超えて勤め続けられる雰囲気ではありませんでした。現在では大企業も若い女性を「職場の花」として雇用する余裕はなく、アシスタント的な立場は男女を問わない非正規雇用にとって代わられているように思います。

長く仕事を続けるために私は専門職といいますか、「手に職をつける」ことに拘りました。そのおかげと言いますか半ば執念で資格試験の勉強もできたのだと思います。幸い現在の仕事は自分の裁量で進められる点が自分の性格に合い、何とかこの年齢まで続けております。60歳までは絶対に仕事をするというのが私の人生の目標の1つでしたが、病気などで休職をすることもなく、ここまでこられたことを嬉しく思っています。そして還暦を越しても何年かは、今の仕事を続けたいと思っています。

一方仕事において、若い頃に夢見ていたような成功は実現せず、職場のはしくれにしがみついて生活を成り立たせるのが精一杯でした。若い頃の夢を思い出して、ほろ苦い思いで残念に感じることもありますが、そのような気持ちはある年齢になると、特別に成功した人以外は感じるものでしょう。また独身生活を寂しく感じることもありましたが、それと引き換えの自由を楽しんで生きてもきました。

私は生き方の選択肢として、独身で仕事をして生きていくという道を選びましたが、意識的に選んだというよりは、その他の生き方を想像することができなかったというのが実情です。10代半ばで自分が将来子供を持てないだろうと知ったせいか、大切に思える人と結婚をしても相手を幸せにできないだろうと思いました。それならば、とにかく自分一人くらいは養える立場を得ることに集中し、社会に迷惑をかけずに生きていける術を考えなければと思いました。でもそのような私の考え方と生き方は、余りにも余裕がなかったともこの年齢になると感じています。

仕事をするしない、結婚をするしない、子供を持つ、持たないで人生の価値に差があるはずがありません。大切なことは自分の意思で人生を選び、それを楽しめることだと思います。ターナー女性には一般的な女性にはない人生のハードルがあるものの、必要以上に力まずに、しなやかにそのハードルを越えていって欲しいと思います。またこれは私見ですが、ターナー女児を養育されている親御様には、人生のハードルを越えるのに必要な自己肯定感を持てるように、お子様の個性にあった環境を与えてあげて、大人になったらお子様の選択を静かに見守ってあげて欲しいと思います。

仕事との望ましい関わり方とは

若い頃の話で恐縮ですが、私は大学を卒業した後にある企業に就職しました。

私は所謂雇用機会均等法世代よりもやや上の世代であり、女性社員はアシスタント職としての採用しかなく、私もそのような形で採用されました。その頃は一般的な風潮として、アシスタント職の女性社員は男性社員の結婚相手の候補という位置付けであり、私が勤めていた企業でも社内結婚が非常に多かったです。

実際に明らかに私が勤めていた会社は社内結婚を奨励しており、入社して1～2年は会社主催のレクリエーションへの参加の勧誘がとても多く、企業が男女の「出会い」の場を提供していました。

また給与体系も、結婚あるいは出産で退職することを前提としたものであり、27歳くらいで女性社員の昇格はストップする仕組みとなっていました。昇格をしなくても定期昇給はあるのですが、低い職位で経験を積んでも非常に緩いカーブでしか給与は上がらないシステムでした。実際に私と同期で入った女性社員の多くは最初の妊娠を契機として、25～27歳の年齢で退社していました。

今はあまり使われない言葉ですが、「お局さま」と呼ばれるようなベテラン女性社員も少数いました。彼女らは経験が長いので仕事はできるのに、それに見合う待遇は与えられていなかったように思われます。そのような「お局さま」は、若い女性社員をいびるような、揶揄されるような言い方をされることも多かったですが、そんなことはなく、後輩をしっかりと指導しなければという思いを持った方々であったと思います。しかし自分のキャリアに見合う待遇が与えられないということで、内心屈折した部分はあったかもしれません。

私はずっと仕事を続けることを望んでいたので、長く勤務しないことを当然の前提とした会社の方針と、それに疑問を持たない周囲の雰囲気にどうしても馴染むことができませんでした。自分が仕事で経験を積んでもそれが正当に評価されないことに我慢ができず、数年で退職して他の道を探すことを選びました。それ以降私は一般的な企業での勤務はしていません。

ここで1つ言っておくべきですが、私が勤務していた会社は、当時は女性を活用する意思はありませんでしたが、それ以外は申し分なく良い会社でした。勤務環境などは現在言われているブラック企業の真逆であり、経営も安定していました。また女性社員を活用しないといっても、私が上記で述べたような待遇は当時の保守的な日本企業では常識的なものであり、給与体系や人事制度も当時としては至極一般的なものでした。

要するに当時においては普通の一般企業で勤める限り、男性と区別された待遇を受けることは当然であり、それが嫌なら公務員試験を受けるなり、資格をとるなりして自分の値札（?）を上げる必要があったのです。特別なセレクションを受けてもいない女性が、仕事を続けるとは信じてもらえないことが、本質的な問題だったと思います。しかし学生時代まで男性と待遇に差をつけられたことがなかったので、社会に出て急に扱われ方が変わったことに、私は納得することができませんでした。

今は企業の風土も大分変わり、女性だからという差別は減っていますし、女性が長く勤務することが当然のことになりました。現在では男女の差よりも、正規採用と非正規採用の間の待遇の差の方が大きいと思われます。しかしそれは言い換えれば男性の給与が減ったことでもあり、今の若い方には私が若い頃にはなかった苦労があると察します。

それを考えると正規採用と非正規採用といった雇用形態に関係なく、同じ仕事をしたら同じ待遇・賃金が得られることが望ましいのではないか、と私は考えています。今は男性も育児にコミットすることを求められていますし、介護については男女問わず実子が担うという風潮になっていますので、職場の要の立場にある男性が介護のキーパーソンとなる場合も増えるでしょう。そういったことを考えると男女共に、必要な際には短時間勤務等を柔軟に選択できればと思います。理想論ですが、働き方にもっと多様性が認められたら、働く人の負担感はかなり減るのではないでしょうか。

もちろん当然のことですが、企業にも都合があり、全てのエネルギーを仕事に費やすことができない事情がある人には重要な仕事を任せることはできない、ということはあるでしょう。私は企業に勤めていた頃に「仕事に中途半端は許さない。一人前と認められたければ生活の全てを仕事に向けるべきだ」と言われたことがあります。これはそのような企業の意識を表していると思います。

これは完全に私見ですが、日本の場合には経営層に近いわけではない一般的な社員にまでも、「仕事に全てを捧げる」ことが強く求められすぎるように感じます。外国でも地位と給与の高い幹部社員は、日本人の比でなくハードワークをしますが、そのような立場の人はごく一部のエリートです。同一性を求めるところが強いという日本人の国民性も、このような日本の企業のカルチャーに関係しているかもしれませんね。

多くのターナー女性も仕事を持っているでしょうが、それぞれの能力と体力に合わせた柔軟で多様な働き方が認められたら、職場が居心地の良いものになるのではないかと考えたりします。ターナー女性といっても一括りに考えられるものではなく、健康状態も仕事に関連する資質も個人により大きく異なりますが、各人にとって最適な働き方ができることを望みます。理想論に過ぎることは良く判っていますが、日本の仕事のあり方がそのように変わっていくことを願っています。

人間の集団における普遍的なルールとローカルルール

私は現在の職業についてから、職種は変えずに何回か勤め先を変えました。いわゆる同業他社への転職ですね。私の仕事は資格職であり、職場が変わってもキャリアや経験を持って行くことができるので、そのような我儘をすることができたのだと思います。例えば美容師さんは、他の美容院に移っても自分の持っている技術を活かすことができるので、すぐに前の職場と同じレベルの仕事を行うことができますが、それと似たような状況です。

転職により幾つかの職場を経験して思ったのですが、人間の集団には普遍的に適用されるルールと、その集団でのみ通用するローカルルールがあるように感じます。日本では今でも職場を変わることは一般的ではなく、新卒で就職した職場で定年まで過ごすことが普通です。そしてそのように過ごされた方は、そのような2種類のルールがあることをあまり意識されないように思われます。転職をすることには苦労が多かったですが、「普遍的なルール」と「ローカルルール」があることを認識できたのは私にとって興味深いことでした。

「普遍的なルール」は人間関係の基本的な原則に結び付いており、よって普遍的であると私は考えています。そして人間関係における一番大きな原則は他人を尊重することと、他人が喜ぶことをすることであるように思われます。

新しい職場に入ったならば最初に、そこでの環境と人間関係に入っていく意思があることを積極的に周囲に示さなければならず、それは「普遍的なルール」であろうと私は考えています。新たな環境を自分が受けいれている姿勢を示すことは、新しい職場の仲間を尊重してその一員となりたいという意思表示をすることであり、それによって周囲に安心感を与えることができます。また自分が心から新しい環境を受け入れるためには、新しい環境の良い点を意識的にピックアップする作業をしてみると良いかもしれませんね。

また転職をした場合にはどうしても、前の環境と新たな環境を比べる気持ちになりがちです。慣れるまではどうしても、前の環境の良かった点に気持ちが行ってしまうものです。しかしそれを口に出すことは、新しい環境の上司・同僚にとって愉快なことではないので、新たな環境で自分の立場を確立するまで封印した方が無難に思われます。

もちろんそのような誠実な態度は新しい職場に入ったときだけではなく、ずっと維持しなければなりません。周囲の信頼を得るのは時間がかかっても、それを失うのはほんの一瞬であると、この歳になると実感しています。そのような失敗をしないためには、様々な場面における自分の言動が立場の異なった人にどのような印象を与えるかを、常に考える必要があります。もちろんそれを実行することが難しいために、職場における人間関係の悩みが尽きないのですが・・・。

それに加えて、新しい職場が組織として重要視していることは何か、新しい職場における自分の立ち位置はどのようなものであるか、を早い機会に把握できればその後はスムーズに行くことでしょう。なおこれは下記に述べる「ローカルルール」を把握することにも繋がりますが、「ローカルルール」を尊重することもまた、新たな環境に受け入れられるための「普遍的なルール」です。

一方の「ローカルルール」は、その集団・職場の個性と結びついている場合が多いでしょう。例えば集団のルールに個人を従わせる傾向が強い職場か、個人の自由度が高い職場かによって「ローカルルール」は異なるでしょう。また成果を重要視する職場か、プロセスを評価する職場かによっても「ローカルルール」は異なるでしょう。

様々な物事に対する感覚は職場によって異なりますが、それは普遍的なルールでは無いと思います。しかしその職場にとっては「普遍的なルール」も「ローカルルール」も同等に重要視されますので、自分が現在いる職場の感覚を尊重するという意味で「ローカルルール」も重要です。しかしそれが「ローカルルール」であると認識することは有益であり、職場における自分の地位が固まった後ならば、合理性の無い

「ローカルルール」を変えることを提案することも有り得るでしょう。

日本では一つの場所で頑張ることが良いという考え方が強いように思われますが、自分が職場に適応できないと感じたとき、その原因が「普遍的なルール」によるものか、「ローカルルール」によるものかを考えてみることは有益であるかもしれません。現在所属する場所で上手く行かないならば、どこに行っても同じという言い方を良く聞きます。若い方の場合には経験不足で人間関係のルールを未だ理解していない場合があり、そのようなケースでは現在の場所に留まって自分を見直す必要があるでしょう。

しかし私の経験ではそのようなケースは比較的に少なく、その職場の「ローカルルール」に合わないために適応できない、というケースの方が多いように思われます。人間はそれ程強くもないので、周囲の環境により発揮できるパフォーマンスは大きく異なるのが実情だと思います。ある場所において冴えなく見えた人が、環境の変化により別人のように生き生きとなる、ということは多々あると思います。ですから現在職場で辛い状況にある方も、必要以上に悩まないでいただきたいと思います。

なお場合によっては、新しい職場に入って1か月とかの短期で、新しい環境が自分にとって受け入れ難いと感じることもあるかと思います。そのような場合には、自分の在り方や個性と環境とがミスマッチしているので、努力をしても適応することは困難であるかもしれません。これはあくまでも私の個人的な経験ですが、そのような場合にも努力しすぎることは、精神に対する大きなダメージを受けるだけで、多くの場合には得ることが無いように感じます。

「ローカルルール」の圧が極端に強いというのは、所謂ブラック企業の特徴の一つであると思っています。ブラック企業は「ローカルルール」を「普遍的なルール」のように扱うので、そこでのルールに少しでも違和感を感じる人の人間性を否定し、ひどい場合には精神を蝕みます。どのような職場にも、そこでの「ローカルルール」に適応し易い人も、それが難しい人もいます。まともな職場では、そこでの「ローカルルール」が絶対ではないと無意識であっても認識されており、それに適応できない部分がある人に対しても、一定の許容度を持っているのではないかと考えます。
何だか「転職の心得」のようになってしまいました。しかしこれまで述べてきたことは、職場のみではなく、多くの人間の集団に対して適用できると思います。例えば、結婚してパートナーと家族を作る場合とか、核家族で暮らしていた夫婦が何等かの事情により、どちらかの親と共に生活して拡大家族を作る場合などにも、同じように考えられるのではないでしょうか。

結婚する場合にはお互いの個性を把握したうえで、快適に共同生活を営むための二人のルールを作る必要があるでしょう。また親と同居する場合には、実の親であっても、話し合ったうえで生活のルールを決めてから共同生活を始めると、トラブルを回避できるでしょう。いずれの場合にも、基本的にはお互いを尊重するという「普遍的なルール」に従ったうえで、家族の個性に合わせた「ローカルルール」を作成することが大切なのではと考えます。

私は転職を経験している割には新しい環境に適応するのが苦手であり、人間関係を上手くコントロールできるとはお世辞にも言うことができません。そのような悩みの中で考えたことを書いてみましたが、皆様の参考になりましたら幸いです。

家庭の論理と職場の論理

社会には「家庭の論理」と「職場の論理」があり、場合によりその２つを使い分けて私たちは生活を営んでいます。

家庭は構成員である家族のために存在する集団であるので、集団に貢献できないからといって排除される場所ではありません。家庭は子供や老人等の弱者をケアし、保護する場所であり、その機能の維持を第一に考えるのが「家庭の論理」です。一般的な社会的ジェンダー意識においては、女性は「家庭の論理」に従って行動することを求められることが多いですね。

女性が携わることが多いケアについては、性差別の名残か未だにその大変さが社会に十分に認識されていないように思います。私は家庭人であったことがないので想像することしかできませんが、育児などをしながら主として家庭を維持することに携わっている方の大変さは、自分の自由になる時間が無く、拘束が24時間休みなく続くことと、子供の急な体調変化など先を読んでコントロールできない部分があること、に依るものが大きいのではないでしょうか。

また子供というのは未だ周囲の状況を察することができないので、親の都合を考慮して動いてはくれません。育児（介護も同じと思います）等のケアは、仕事よりもずっと予測不可能なことがあり、先を読んで状況をコントロールして動くことは難しく、仕事のようにオンとオフを切り替えることはできません。それはケアを担っている方の主体性を奪うことになり、かなりのストレスと疲弊を招くでしょう。

一方職場というものは利益を上げることを第一の目的としているので、それを達成するための「職場の論理」で動きます。すなわち職場の構成員には職場の利益となる貢献と効率が求められます。そのために職場は誰でも存在を許される場所ではなく、求められる貢献ができない者は給与を減らされたり、場合によっては解雇されます。男性は「職場の論理」で行動することを求められることが多いでしょうが、そのような競争の中で勝ち抜くことを求められることは大きなプレッシャーでしょう。

一方において職場は厳しい競争があるものの、理屈が通じる場所であり、自分の待遇などを含めて、いろいろな交渉をすることも可能です。もちろん雇用される立場は弱いものではありますが、ある程度環境を自分でコントロールすることが可能です。仕事をしながら育児をされている女性が、仕事の方が育児よりも楽だと言われることを聞くことがあります。そのように感じるのは、上記で述べたように職場は自分のコントロールが効く場所であるからでしょう。

このように自分の全力を尽くして成果を出すことを求められる「職場の論理」と、自分の時間を家族のために差し出すことを求められる「家庭の論理」は相反するところがあります。特にケアに責任を持つ立場になると自分の時間のコントロールが困難となり、効率と期限を重要視する仕事に対して大きな影響を及ぼすでしょう。現在多くの女性が抱えている育児と仕事の両立に関する悩みや、父親が育児にコミットしないので夫婦関係が悪くなるという問題の根源の1つはその点にあるように思われます。

男性も最近は育メンが多く、若い男性は育児に主体的にコミットすることが当然になってきており、これはとても良いことだと思います。しかし男性は多くの場合、競争社会である「職場の論理」に適応するように育てられていますので、状況を主体的にコントロールできないケアに携わることに対する違和感は大きいであろうと思います。その点について昭和に育った私は、現在の若い男性の柔軟さに感心しています。

またこれは良く言われることですが、男性は上下関係で規定される人間関係に慣れており、親しい友人であってもどちらが上かということを無意識に気にします。そして社会的な敗北が精神に与えるダメージは女性の比ではありません。男性は妻の子育ての苦労を理解するべきですし、女性は男性の職場でのプレッシャーの強さと集団の中で高い位置に立ちたいという本能を理解する必要があると思います。

男女関係なく「職場の論理」と「家庭の論理」を理解し、両者にバランスよくエネルギーを傾注できることが理想的ですし、きちんと両方の論理に向かい合う事で人生のバランスがとれるのだと思います。独身である私自身はそのような理想から程遠いことを心得ていますので、これは自戒を含めて書いています。

現在の自分のジェンダー意識の反動からでしょうか、自分が3～4人の子供を持つ、今とは全く異なる人生を送っていたらどのような気持ちであろう、と想像することがあります。次に生まれ変わることがあればそんな人生を楽しんでみるのもいいなあと想像することがありますが、そのような生まれ変わりの人生が与えられたら、それはそれで、もっとバリバリと仕事する人生を送ってみたかったなあと私は思うのでしょうね。

私は意識的に今の自分のライフスタイルを選択したとはいえ、世間一般の基準からは外れていることは自覚しています。しかしターナー女性の人生において、妊孕性、ジェンダー、家庭、仕事は全てつながった大きな問題です。仕事をする・しない、結婚をする・しない、子供についてどうするというような問題について、ターナー女性はその体質から通常の女性よりも意識的に、それらにどう向かうかを選択しなければなりません。もし私の認識が不足していて、子供を養育されている母親の方に不愉快を与える記載があればお許し下さい。

社会適応の難しさについて

これまでの人生で私は、自分のターナー体質よりも、仕事上の問題や人間関係、および社会への適応について悩むことが多かったように思われます。

学生時代には、私は自分がいる場所に適応することに困難を感じることはありませんでした。もちろん学生というのはお金を払って勉強する身分であり、いろいろな意味で自由であり気楽です。だから仕事で成果をあげることを求められ、その対価としてお金を貰う社会人とは、厳しさが異なるのは当然です。どんな人でも学生から社会人となった時には、程度に差はあっても適用し難さやストレスを感じるかと思います。

しかし私が社会人となった際に自分が感じたストレスは、一般的なものよりも程度が高かったのではないかと考えています。

その原因の1つは、私の若い頃には女性が働くことがまだ一般的でなかったことにあるかと思います。私が大学卒業後にすぐに勤務した企業は安定した優良企業ではありましたが、女性が長く勤められる環境ではありませんでした。今は女性がずっと仕事をすることは当たり前となりましたが、それでもなお、女性が一人で生活費を稼いで、それで生活することは大変であると思います。また結婚されている場合でも、仕事と家庭の両立は大変であろうと思います。

でも私が社会に適応するのに人一倍困難を感じた本質的な原因は、私自身の資質というか欠点にあったと考えています。

私はストレス耐性が低く、毎日の仕事で受けるストレスを上手に処理することができませんでした。仕事の場面においては当然ながら、上司や先輩からの厳しいご指導を受けることも多くあります。そんな時には誰でもストレスを感じるものですが、私は必要以上に精神にダメージを受けて1週間ほども引きずっていました。仕事と関係が無い人間関係全体も同様でした。このような私の欠点の根底には、不安感の強さと自己肯定感の低さがあるのではないかと考えています。自己肯定感の低さは、これまで書いてきたようにターナー体質と関係しているかもしれません。年齢を重ねて自我が強くなり、昔よりもこのような傾向は減ったものの、今でも自分はストレスに敏感すぎると思っています。

また私は周囲の状況を見て、それに応じて柔軟に対処し、適応する能力にも欠けていたと感じています。私は自分の立てた目標に向かって努力することはできますが、それを周囲の状況と柔軟に擦り合わせることは苦手です。自分の意図としては自分勝手なつもりはなくても、そのような私の資質は、集団の和を乱すものとして受け止められてしまったこともありました。日本は同調圧力が強い社会ですから「空気を読む」ことが求められますね。

また苦手な人や困った状況を上手にすり抜けて、自分が受けるストレスを回避するという、環境調整の能力にも欠けていたと思います。特に若い頃は周囲に対して正面からぶつかることしかできず、他人や周囲に理解され易いように自己表現することができませんでした。そのような傾向はこの年齢になっても治っていませんが、できるだけ客観的な視点を持つように努力をしています。

また私は要領が悪い質であり、物事を覚えるにも実行するにも、他者よりも時間がかかってしまいます。だから新しいことを教えてもらっても一度では覚えられず、何度も聞くことが多いので、周囲に迷惑をかけてしまうことが多くありました。作業も早いとは言えませんので、それをまだやっているの?と思われることも多かったです。周囲から見ると私の能力を疑いたくなったことでしょうね。

加えてその場において瞬間的に物事を判断することも、私は苦手です。そのせいであるかと思いますが、会議や電話などの聴覚を介したコミュニケーションよりも、メールや文書などの視覚を介したコミュニケーションの方が、自分のペースで判断できるので得意です。

このような自分の資質を考慮して、比較的他者とコミュニケーションをとらずに、自分一人でできる現在の仕事を選びました。さらに幸いにも私の仕事は、大部分は文字を介したコミュニケーションにより行うことができ、自分のペースで進められるので助かっています。

しかしながら、これらの不利な資質が無ければ私は社会や周囲の環境に上手に適応でき、仕事において、もっと成功したのではないかという思いはあります。でも不利な資質も含めて私という人間であるので、そのようなことを考えても仕方のないことです。

私の身長が低いことや妊孕性の問題は明らかにターナーに由来しますが、上記で述べた私の資質もターナーと関係しているのかしら、と考えることがあります。しかしこのような微妙な人間的な資質とターナーとの関係を明らかにすることはできないでしょうし、もし明らかになったとしても医療で解決することはできないでしょう。ターナー女性の能力・性格等の資質は当然ですが個人により全く異なりますが、どこまでターナー体質に関連しているのか、は難しい問題ですね。

結局は自分の長所を伸ばすことにより、一般的には不利と思われる資質を持っていても、それに負けずに輝けるように努力するのが正解なのかな、と思っています。人間は物事の因果関係をはっきりとさせて安心したい、と願う生物です。これは完全に私見ですが、私がターナー女性であることに理由はないように、多くの物事には、良いことであるか、悪いことであるかに関係なく、明確な因果関係はないのではないかと考えています。この年齢になると、自分の資質の原因を考えても苦しいだけであり、解決に結び付くことは稀であるので、現実的な対処を考える方が早道ではないかと考えるようになりました。

なお独身で仕事をしているという私のライフスタイル上、社会人＝仕事というニュアンスで書きましたが、家庭を持ち家庭に対して責任を果たしている女性も同じであろうと考えます。

終わりに

私はもうすぐ60歳の誕生日を迎えます。そうです、何と還暦です！

私が中学生の頃に祖父が還暦を迎え、親戚と共にお祝いの会をしました。赤い「ちゃんちゃんこ」を着た祖父の姿は今でも良く覚えています。私の記憶にある祖父は如何にも老人というイメージで、自分が同じ年齢に達したとは信じられない思いです。

またその一方でこの年齢となることで、自分がいろいろな義務やしがらみから解放されたようにも感じます。私は60歳までは健康で仕事をして経済的な支えとする、という目標を第一に置いていました。それが達成できることは、私にとって大きな満足と喜びです。

私にとって60歳は大きな区切りであると考えていますが、あと数年間は仕事を続けるつもりです。しかし私の中で、仕事の位置づけが変わりつつあるように思われます。私にとって仕事は生活するための手段でありますが、収入は減っても、今後は自分の身体を大切にして無理のない範囲内で仕事ができればと考えています。

65歳まで今の仕事ができればよいのですが、期限などがかなり厳しい仕事なので、いつまで仕事を続けることが可能か自分の体調と相談しながら、という感じです。先が見えていない40歳頃には、仕事ができなくなったら生きていけなくなるという強いプレッシャーを感じていましたが、その点では大分気が楽になりました。

一方で、現在の仕事を引退したら何を自分の生活の主軸としようか、ということをこの頃は良く考えます。これまでできなかった旅行をしたり、日帰りでいろいろな街にいってみるのも良いですね。図書館に行って本を読みながら一日過ごすというのも憧れます。

ただそのような楽しみの他に、私にできることで、他人と関われて且つ社会の役に立つことはないかな、と考えています。報酬には拘らずに、自分が本当にやってみたいことは何だろう、と模索しています。現在の仕事を引退するまでの期間で、次の自分の生きがいが見つかればよいのですが。自由になることはとても素晴らしいことですが、選択肢が多いと迷ってしまうのが人の常です。これからの生活の主軸について、よくよく考えたいと思っています。

またシニアになって最も大事なのは健康であり、60歳を超えるということは、いろいろと身体にガタが来る年齢になることです。実際に人生１００年時代と言いながら、私の周りでは60代半ばで他界される方も結構多いように感じます。

生活に大きな制限がない健康状態を維持することができれば、自由が増えるこれからの自分の生活は、それなりに幸福なものとなる気がしています。その幸福な時期をできるだけ長く過ごしたいと思いますが、健康の維持が前提です。よってこれからの私の目標は、少なくとも70歳まで生活制限のない健康状態を維持することになるかな、と考えています。自分の衰えを既に感じはじめていますが、どの部分はそれに逆らい、どの部分は受け入れていくのか、考えていくことが今後の課題になるだろうと思います。

ターナー体質は寿命に影響しないと言われていますが、実際にはシニアになると、ターナーの合併症も出やすくなります。成年ターナー女性の健康管理は、婦人科の医師による女性ホルモンの投与がメインとなっているように思われます。しかし成人ターナー女性には甲状腺機能低下など他の医療が必要となることも多いのにも関わらず、成人後にターナー女性に起こる健康問題を包括的に扱ってくれる医師は少ないのが実態です。その点が改善されたらよいな、と個人的には思っています。

あとこの年齢となって痛感するのは、現在の自分は過去の積み重ねであり、若い頃の生き方は、老い方とそのまま直結するということです。仕事を主軸に生きてきた私にはある程度の貯金がありますが、一方で、誰にも頼らずに老後を送らなければならないというリスクを抱えています。それは予測していたことであり自分で納得して選んだ道ですが、シニアになるという状況でその厳しさを改めて実感しています。年齢を重ねるということは本当に、何かを確実に手に入れる一方で、選択しなかったものをはっきりと諦めるということですね。

いろいろと書きましたが、若い時期に生き生きと人生を楽しむことができたならば、シニアになったときの幸せもその延長線上にあるのだと思います。

野木　彩子（のぎ あやこ）

1963年生まれ
中学生の時にターナー症候群の診断を受ける
法律関係の仕事に従事
東京都在住

ターナー女性の日記　幸せを求めて

2024年4月23日　第1刷発行

著　者　　野木彩子
発行人　　大杉　剛
発行所　　株式会社 風詠社
〒553-0001　大阪市福島区海老江5-2-2 大拓ビル5 - 7階
TEL 06（6136）8657　https://fueisha.com/
発売元　　株式会社 星雲社（共同出版社・流通責任出版社）
〒112-0005　東京都文京区水道1-3-30
TEL 03（3868）3275
装　幀　　2DAY
印刷・製本　シナノ印刷株式会社

ISBN978-4-434-33696-6 C0095